岩波科学ライブラリー 265

はしかの
脅威と驚異

山内一也

岩波書店

本書を、半世紀にわたる研究仲間であった故小船富美夫博士にささげる。

はじめに

麻疹(はしか)はほとんどすべての人が感染していたウイルス病で、多くの人命を奪ってきた。古書の記述などから四世紀頃には発生していたと推測されるが、産業革命以後のヨーロッパで常在するようになった。一方、大航海時代が始まって、それまで麻疹が存在していなかった米大陸へ麻疹が持ち込まれ、急速に広がった。

麻疹に対する免疫がまったく存在しない地域で、麻疹は大きな被害をもたらした。一七一三年、ボストンで発生した麻疹の流行の状況や、一八七五年、南太平洋のフィジーでの麻疹が人々に与えた恐怖は、現在のエボラそのものであった。

日本へは奈良時代に、中国大陸から持ち込まれていたと推測される。幼い子供を持つ親にとって、麻疹は恐ろしい病気であった。江戸時代「疱瘡(天然痘)は見目定め、麻疹は命定め」という諺があった。天然痘はあばたを残すために器量が悪くなり、麻疹は命を危機にさらすという意味である。当時、生まれた子供のうち、半分が育てばよいとされていた。「七つまでは神の子」という言い伝えがあるが、数え年、七歳になって初めて人間社会の一員と認められていた。私が生まれた昭和一桁の時代でも、乳幼児の高い死亡率のために、三歳になってから出生届を出している地域もあった。麻疹は、乳幼児の死亡の重要な原因のひとつだったのである。

一方で、麻疹は、普通に見られる病気で、二、三週間もすれば回復し、天然痘のようなあばたは残さないため、軽んじられることも多かった。シェイクスピアは戯曲コリオレーナス(一六〇六)で「あいつら麻疹、我々が軽蔑している(those measles, which we disdain)」と呼んでいた。[*] 南北戦争の時代を舞台にした『風と共に去りぬ』(一九三六)でスカーレット・オハラは、彼女の夫、チャールズ・ハミルトンが北軍との戦に出る前に、キャンプで麻疹のために、おめおめと死んでしまったことを「勇敢にたたかって花と散ってくれたのなら、自慢もできただろうに[**]」と嘆いている。日本でも麻疹はかかって当たり前とされることが多く、明治新政府の伝染病予防規則(現在の感染症予防法の前身)に、麻疹は含まれていなかった。

現在は、麻疹ワクチンが普及し、先進国での麻疹発生は、海外から輸入されるウイルスによる場合に限られてきた。しかし、発展途上国では、いまだに重要な病気である。二〇一五年には四二万人、二〇一六年には二八万人を超える患者の発生が世界保健機関(WHO)に報告されている。

麻疹ウイルスは、発疹と発熱を伴う急性のウイルス病を引き起こすだけではない。一〇万人にひとり、麻疹から回復後、数年間にわたって麻疹ウイルスが脳の中に潜んでいて、小学校低学年の頃にSSPE(亜急性硬化性全脳炎)という神経難病を起こすことがある。麻疹ワクチンにより、SSPE患者の発生は減少してきているものの、現在、日本には一〇〇名を超す患者がいると推定されている。麻疹ウイルスが原因ということは分かっても、治療法はなく、死にいたる悲惨な病気である。

一九八〇年代終わりに、麻疹・ムンプス(おたふくかぜ)・風疹ワクチンを混合したMMRワクチンの接種が開始された英国では、麻疹ウイルスは、まったく予想もしなかった理屈で、自閉症の原因に結びつけられた。この説は科学的に否定されているが、米国では、自閉症のワクチン原因説に発展してきている。この説を支持するトランプ大統領の就任により、米国では今後、ワクチン接種計画をめぐる論争が拡大することも予想される。

麻疹に伴う発熱、発疹といった症状や、ＳＳＰＥでの神経細胞の破壊などは、麻疹ウイルスが体のさまざまな細胞の機能を破壊するために起こる。そこで、この悪玉ウイルスとしての細胞破壊能力を逆に利用して、癌細胞を溶かそうという新しい治療法の研究が、この一〇年あまりの間に急速に進展している。麻疹ウイルス新時代の幕開けともいえる。

＊第三幕第一場での元老院議員１に対するコリオレーナスのせりふ。小田島雄志訳『コリオレーナス』（白水社、一九八三）では、「かさぶた野郎」と訳されている。しかし、麻疹ではかさぶたはできない。おそらく天然痘と混同したものと思われる。

＊＊ミッチェル（大久保康雄、竹内道之助訳）『風と共に去りぬ』一巻一三八頁、河出書房新社、一九八九。

目　次

カバー、章見出しカット ©photo5963 / 123RF Stock Photo
コラムカット ©anthonycz / 123RF Stock Photo

1章　はしかはなぜ恐ろしいか

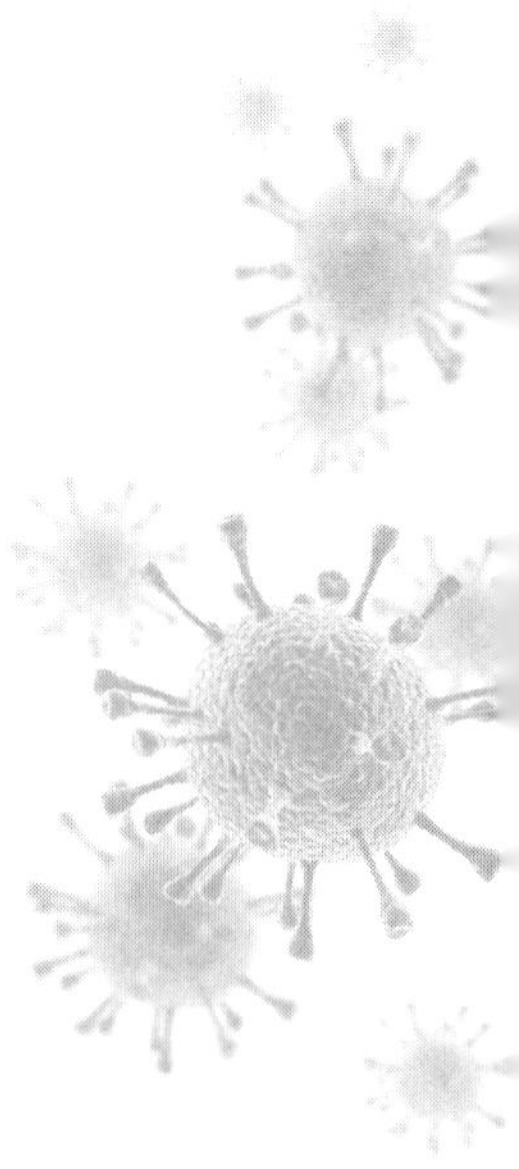

麻疹は、もっともありふれた子供の病気で、かかっても、ほとんどの場合、二、三週間もすれば回復し、ふたたびかかることはない。そのため、軽く見られることが多く、ワクチンよりもむしろ麻疹にかかった方が強い免疫ができるという、誤った考えを聞くことすらある。しかし、麻疹ウイルスはヒト免疫不全ウイルス（エイズウイルス）と同様に、免疫を担うリンパ球に感染し、免疫力を著しく低下させる。麻疹は単に発熱や発疹だけの病気ではない。しかも、麻疹ウイルスは、インフルエンザウイルスよりも、はるかに高い感染力を示す。

麻疹ワクチンの普及により、日本では麻疹ウイルスは常在しなくなったが、海外の多くの国では発生が続いているため、旅行客により持ち込まれる危険にさらされている。

麻疹がどのような病気か眺めてみる。

1. 古書に見られる麻疹

中国では、三一八年、天然痘もしくは麻疹と考えられる病気が発生した記録がある。これは、二二〇年に漢朝が滅亡して以来、続いていた政治的に非常に不安定な時期であった。五〇〇年頃に出版された処方集の『肘後方《ちゅうごほう》』には、温毒発斑、陽毒、虜瘡という、三種類の急性発疹症があげられている。小児科医で医史学者の三井駿一は、温毒発斑は、麻疹を指すもので、五世紀から七世紀初頭まで、発斑、斑瘡、もしくは斑毒と呼ばれていたと結論している(1)。なお、陽毒は猩紅熱、虜瘡は天然痘に相当すると考えられている。

五六八年にエチオピアの軍隊がメッカを占領したのち、突然、撤退した。これは天然痘または麻疹の発生が原因と推測されている。ヨーロッパには、八世紀にイスラム教徒のサラセン人がピレネーを越えてフランスに侵入した際に麻疹を持ち込んだと伝えられている(2)。

麻疹という言葉は、南宋の時代一二三二年の医書に出てくる。日本では、戦国時代の『妙法寺記(別名・勝山記)』の永正一〇年(一五一三)の条に「この年麻疹世間に流行す」と記されているのが、もっとも古い。この書は、甲斐国(山梨県)の富士山麓地域の年代記で、医書ではないので、医師が麻疹と呼んでいたのを書き写したものであろう。麻疹という名前は麻の実を集めて精製する際に皮膚や粘膜が刺激されることから付けられたと考えられている。

一般に用いられている、はしかという言葉が歴史に初めて登場したのは、麻疹より以前、応永一二年(一四〇五)で、「天下一同はしか病」という記録がある。

はしかは、麦の穂先の芒《のぎ》がささったように喉のいがらっぽい感じを指すはしかいに由来する。徳島などでは、むずがゆいことを〝はしかい〟と言う方言がある。

麻疹、はしかのいずれも、発疹ではなく、皮膚や喉の粘膜に及ぼす掻痒感にもとづいたものである(1、3)。

英語では、麻疹はミーズルス（measles）と呼ばれる。この語源について、スコットランド生まれの医師のチャールズ・クレイトンは、一八九六年の『ランセット』誌に、興味ある考察を発表している。それによれば、一三一四年頃にイングランドの医師ガッデスデンのジョンが記したローザ・アングリカ（Rosa Anglica）という医学書に、measles, mesles, mezils, meysylsといったさまざまな名前がモービリ（morbilli、ラテン語で病気）に用いられていたと述べられている。これは印刷技術が始まった時期で、measlesのもっとも古い記録として、オランダ語のマエゼルン（maeseln）、ドイツ語のマーゼルン（Masern）よりも古い[4]。

表1　代表的なウイルス感染症の伝染性

病名	主な感染経路	基本再生産数（R_0）
麻疹	呼吸器（飛沫）	12〜18
天然痘	呼吸器（飛沫）	6〜7
ポリオ	経口（糞便）	5〜7
風疹	呼吸器（飛沫）	5〜7
ムンプス	呼吸器（飛沫）	4〜7
HIV/エイズ	性的接触	2〜5
SARS	呼吸器（飛沫）	2〜5
インフルエンザ	呼吸器（飛沫）	2〜3
エボラ	接触（体液）	1.5〜2.5

2. 麻疹はもっとも高い感染力を示すウイルス病

病原体の感染性を示すものとして、疫学では基本再生産数という指標が用いられている。これは、流行が起きた際に感染の拡大状況を追跡調査して求めた、ひとりの患者が感染させた平均人数である。**表1**に示したように、麻疹はウイルス感染症の中で、もっとも高い基本再生産数となり、インフルエンザの六倍という感染性である。単純計算では、麻疹患者一人が少なくとも一二名に感染をうつし、その一二名は、さらに一四四名に感染をうつして拡大することになる。

麻疹は患者の咳やくしゃみからの飛沫や飛沫核を吸い込むことで感染する。接触でも感染する。飛沫核とは、飛沫が空気中で水分を失って直径五マイクロメートル以下になった粒子を指す。飛沫核中のウイルスは空気中で二時間近く感染性を保っているため、公共の空間で患者との接触がなくても起こる。いわゆる空気感染である。

現在、先進国の多くでは麻疹は排除されているが、麻疹常在国からの旅客に接する機会が多い空港や機内で感染した例がいくつか報告されている。二〇一一年には、シンガポールからオーストラリア経由でニュージーランドへ向かった航空機内で感染した乗客三名が報告された。二〇一四年には、米国内の出発ゲートで感染したと推定された四名の乗客の例が見つかった[5]。日本でも、二〇一六年八月に関西空港で四一名の集団感染が発生し、旅客からの感染が疑われた。

3. 麻疹の症状

麻疹ウイルスは全身感染を起こす代表的なウイルスである。図1に示したように、麻疹ウイルスは息とともに吸い込まれ、扁桃をはじめ、気管や気管支に数多く存在するリンパ節で捕捉されてリンパ球に感染する。眼の結膜からも感染する。ウイルスに感染したリンパ球は血液を介して体中に広がり、全身に発疹が現れる。肺に到達したウイルスは咳やくしゃみとともに放出されて、周囲の人に感染を広げる。

麻疹の症状は図2に示したように潜伏期、カタル期、発疹期、回復期に分けられる。ウイルスにさらされたヒトの九〇パーセントは一〇ないし一二日の潜伏期を経て発病する。無症状で終わることはほとんどない。発病の最初は、前駆期またはカタル期と呼ばれ、三ないし四日続く。発熱で始まり、咳、鼻水、結膜炎が見られる。この時期には風邪と診断されやすい。ついで、頰の内側の口腔粘膜に一ミリ程度の周辺が赤みがかった白色の斑点が出現する。一八九六年に米国の医師ヘンリー・コプリックが、この斑点が、風疹では見られないことを指摘してから、麻疹の診断の重要な指標として、コプリック斑と呼ばれている。

一方、中国の医師、高鏡朗は一九五六年に出版した『古代児科疾病新論』で、元の医師、滑寿《かつじゅ》（一三〇四～一三八六）が著した『麻疹全書』中に、「舌上の白珠《しらたま》（白い玉）は累々として粟のようで、甚だしい時は、上顎、歯肉から口腔粘膜全般にわたり出現する。この徴候は発疹が消える時期より初期に見られることが多い」と記されていることを紹介して、コプリック斑ではなく滑寿斑と呼ぶべきと主張している。しかし、風疹との鑑別には触れていないと推測される。

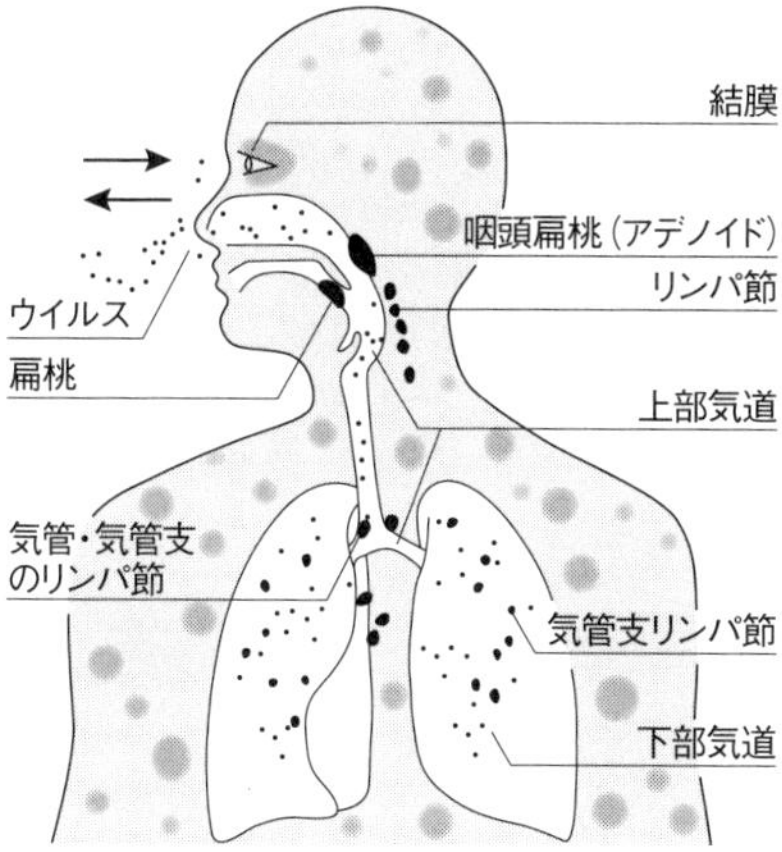

図 1　麻疹の臨床経過

前駆期についで発疹期になると、熱が一旦少し下がったのち半日くらい後には高熱が出て、麻疹に特徴的な発疹が耳たぶの後ろ、頸、ひたいに現れ、翌日には顔、体幹、上腕に広がり、二日後には四肢末端にまで広がる。発疹期は四ないし五日続く。回復

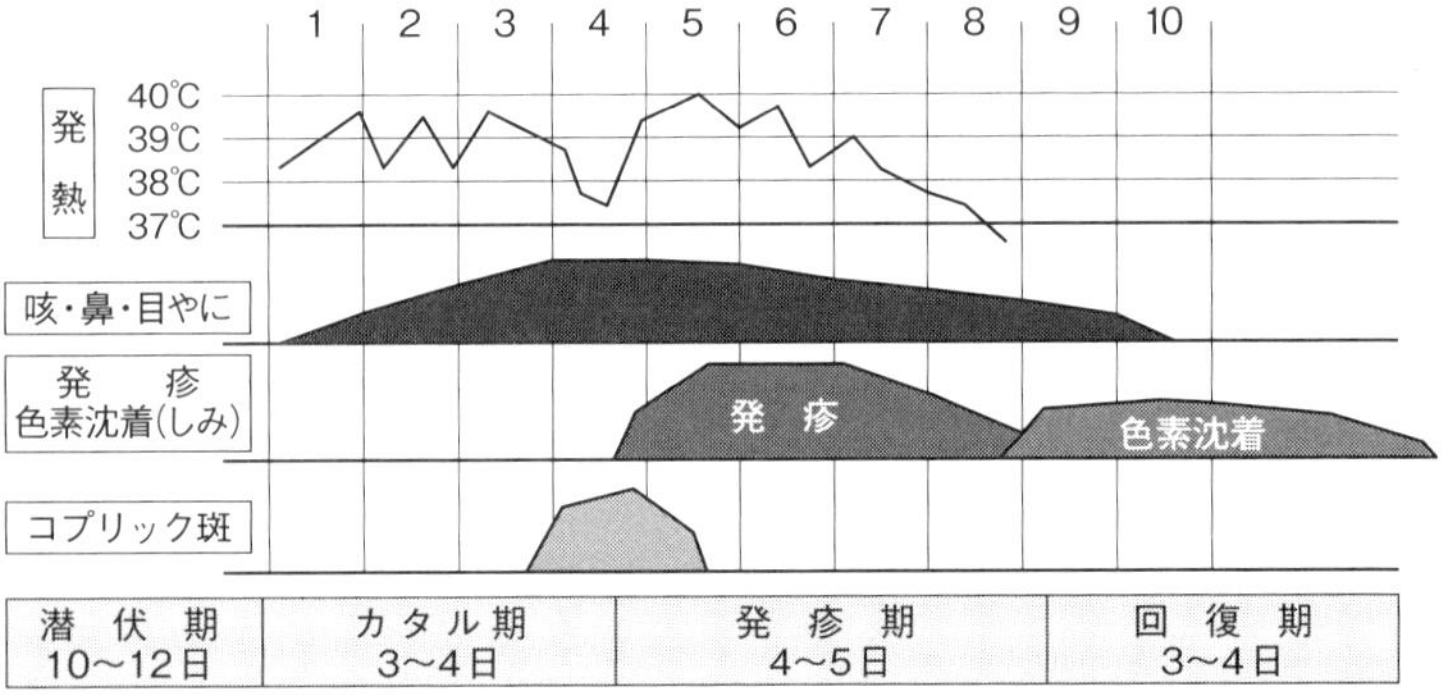

図2 麻疹の症状

期になると、発疹は暗赤色となり、色素沈着がしばらく残る。

ウイルスは、発疹という麻疹特有の症状が出ていない前駆期から、患者の呼吸器から排出され、発疹の出現後四日間ほど続く。前駆期には風邪と間違えられやすく、麻疹と診断される前からウイルスが排出されるために、感染は容易に広がるのである。

合併症としては、三〇パーセント近い頻度で肺炎が起こる。これには、麻疹ウイルスによるものと、細菌の二次感染によるものがある。麻疹ウイルスは免疫力を低下させるため、細菌、原虫、ウイルスなどの二次感染を起こしやすい。後述するように、結核の悪化なども起こす。約一〇〇〇人に一人で脳炎が起こり、この場合には一〇ないし一五パーセントが死亡する。ビタミンAが欠乏している場合には、麻疹ウイルスの増殖により角膜に潰瘍ができて、角膜穿孔から失明にいたることがある。この問題は、アフリカやインドなどの低栄養の子供でとくに深刻で、世界保健機関（WHO）は「麻疹と子供の眼」というパンフレットを配布して、麻疹にかかった際には眼の検査が重要なことを解説するとともに、ワクチン接種を推進している。麻疹ウイルスが脳内に持続感染することにより、一〇万人に一人くらいの頻度で神経難病の亜急性硬化性全脳炎（ＳＳＰＥ）が起きることもある（後述）。

4．麻疹にかかると免疫力が低下する

二〇世紀初めに、フォン・ピルケが麻疹にかかるとツベルクリン反応が陰性になることを見いだしたのをきっかけとして、麻疹ウイルスが患者の免疫力を低下させることが明らかにされた（後述）。この免疫抑制は、麻疹ウイルスに対する免疫リンパ球の数が血液中で急速に増加し、ほかの免疫リンパ球を排除するためと推測されている。

ツベルクリン反応の陰転は麻疹から回復したのち、一ヶ月近く続く。麻疹の症状がなくなっても免疫力が低下しているため、日和見感染といって、健康であればほとんど発病することのない細菌やウイルスに感染して病気になりやすい。

二〇一五年『サイエンス』誌に、麻疹による免疫抑制は、それまで言われていた一ヶ月ではなく、二年以上も続くという衝撃的な論文が、米国とオランダの研究チームにより発表された(6)。麻疹にかかると、免疫力が低下して、ほかの感染症に対する抵抗性が低下する。そこで、研究チームは英国（イングランド、ウェールズ）、デンマーク、米国で、子供の集団における麻疹の発生率とほかの病気による死亡率がどれくらい相関するか調査を行った。その結果、麻疹にかかってから、約二八ヶ月の間、麻疹の発生率とほかの感染症による死亡率は、よく相関していたが、この期間を過ぎると、

相関はほとんど見られなくなった。

麻疹にかかって二〜三年の間、感染症に対する抵抗性の低下が続いているため、ほかの感染症による死亡が間接的に増加していると考えられたのである。

5. 麻疹ウイルスの起源

麻疹ウイルスは、パラミクソウイルス科モービリウイルス属に分類されるRNAウイルスである。モービリウイルス属には、麻疹ウイルスのほかに、牛疫ウイルス(コラム参照)、イヌジステンパーウイルス、小反芻獣疫ウイルス、アザラシジステンパーウイルス、イルカモービリウイルスが含まれている(図3)。

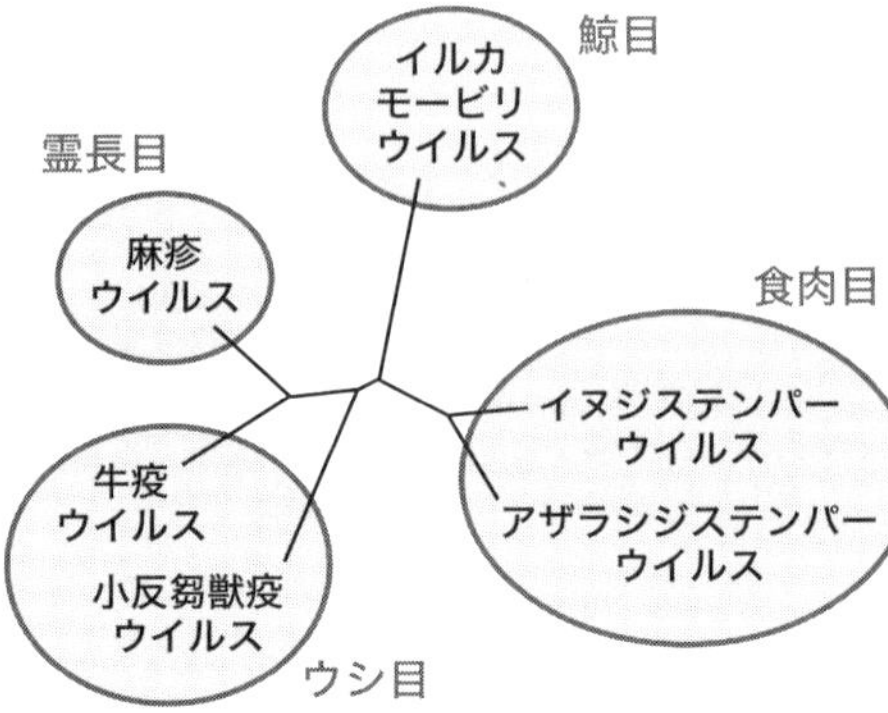

図3　モービリウイルス属間での近縁関係

麻疹ウイルスは牛疫ウイルスが人に感染して生まれたと推定されている。両ウイルスは、遺伝子構造をはじめ、ウイルスの性状も非常によく似ている。牛疫は、紀元前二〇〇〇年頃と推測されるパピルスに書かれており、四〇〇〇年以上前から牛に感染していたと考えられる。人の間での麻疹の記録が見つかるのは、前述のように、早くても一世紀以降である。農耕の重要な労働力であった牛との生活の中で、人が牛疫ウイルスに感染して、最初は人と牛の両方で広がっているうちに、人にだけ感染する麻疹ウイルスに進化したと考えられているのである。

二〇一〇年、東北大学の押谷仁たちは、ウイルス遺伝子の分子進化速度から計算した結果、麻疹ウイルスは前述の古い記録よりは数世紀遅く、一一世紀から一二世紀の間に牛疫ウイルスから分岐して生まれたと推測している(7)。

コラム●牛疫

牛疫はきわめて高い感染力を示すウイルス感染症で、致死率は七〇パーセントを超し、牛のペストと呼ばれている。牛疫の記載は、紀元前二〇〇〇年ほど前のパピルスをはじめ、旧約聖書にも見られる。牛は農耕の重要な労働力であるため、牛疫の発生は飢饉をもたらし、四世紀にローマ帝国で発生した牛疫はローマ帝国の東西分裂のきっかけとなった。一八世紀には、ヨーロッパ全土で広がり、この世紀に二億頭の牛が死亡したといわれる。

一七一一年イタリアで発生した牛疫の際、ローマ教皇の侍医ジョバンニ・ランチシによりすべての病牛を殺処分する対策が提案され、これが現在、鳥インフルエンザや口蹄疫で行われている全頭殺処分の最初である。解剖学の教授であったランチシによる牛疫で死亡した牛の解剖は、現在の病理解剖学の出発点になった。

一七六一年には、牛疫対策のために、世界初の獣医学校がフランス、リオンに設立された(8)。

2章　体内に潜むウイルス

1．SSPEの原因は麻疹ウイルス

一九三一年七月一八日、一六歳の白人の男の子がテネシー州ヴァンダービルト大学病院に連れてこられた。少年は動きが鈍く、記憶力が低下していた。一六ヶ月前には意識を失って路上に倒れていたことがあった。その後、時折、奇妙な行動を取ることが見いだされていた。一週間前には、手足に不随意のけいれんが始まっていた。入院中は鎮静剤の投与と強制栄養補給以外の処置はとくに行われず、八月三一日に少年は死亡した。

病理検査を担当したジェームズ・ドーソンは脳の神経細胞の核内に存在していた塊状の構造に注目した。これはヘルペスウイルスによる脳炎などで見られる核内封入体と呼ばれる構造によく似ており、病歴などから、ドーソンは、おそらく一六ヶ月前からウイルスによる感染が持続していたものと考え、この症例を一九三三年に報告した[9]。

同様の症例はその後、各地から報告され、米国だけで、一九六九年までに一〇〇例を超していた。

この病気は、ドーソン脳炎、封入体脳炎などさまざまの名前で呼ばれていたが、一九六七年に米国

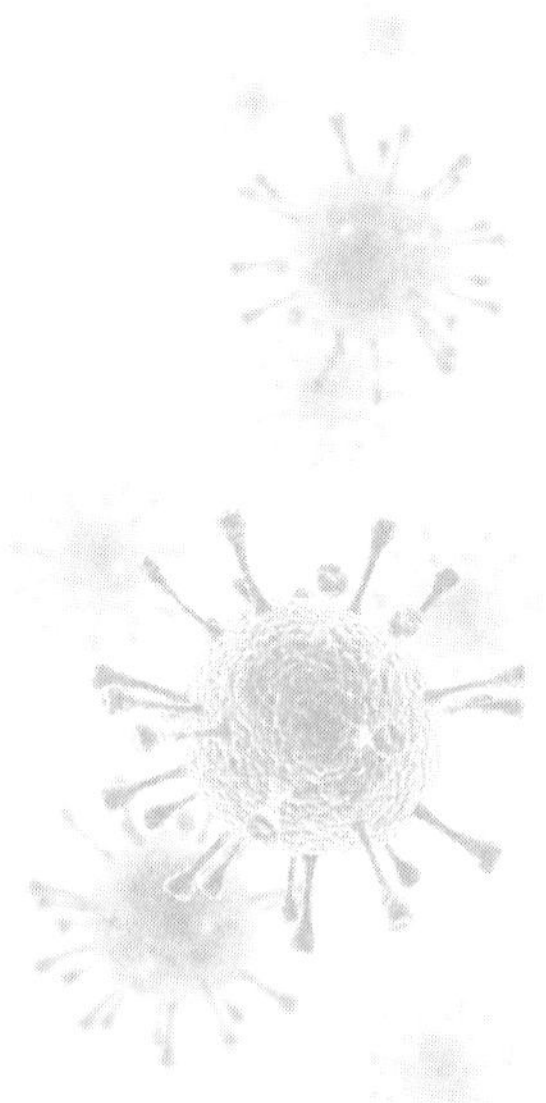

立衛生研究所（NIH）で開かれた国際シンポジウムで、SSPE（subacute sclerosing panencephalitis、亜急性硬化性全脳炎）の名称が正式に採用された。

ドーソンは、原因としてウイルスを考えていたが、麻疹ウイルスは候補にあげていなかった。しかし、一九六五年にはいくつかの研究グループから、脳の生検組織の中に電子顕微鏡で、麻疹ウイルス感染細胞に見られる線維状の構造が検出されたことが報告された。続いて、一九六七年に英国のコノリーらが、患者の血清と髄液に麻疹ウイルスの抗体を検出し、その値が病気の進行とともに上昇していることを指摘したことで、麻疹ウイルスの感染による可能性が疑われるようになった。血液中の抗体は、血液脳関門と呼ばれる構造に阻まれて、髄液にはほとんど入らない。髄液に麻疹抗体が見つかることは、脳の中で麻疹ウイルスが増殖していることを示す間接的証拠になるわけである。

一九六九年にNIHのオルタ・バルボサ、ついでミシガン大学のフランシス・ペインの研究グループが、それぞれ患者の脳から麻疹ウイルスの分離を報告した。これが麻疹ウイルス原因説の決定的証拠となった。これらのウイルスは通常の麻疹ウイルスと区別するために、SSPEウイルスと呼ばれている。

その後の研究により、患者は普通、一～二歳の頃に麻疹にかかり、正常に回復したのち、平均六年（最近の調査では一〇年）くらいの潜伏期間を経て発病しており、その間、麻疹ウイルスは脳に潜んでいると考えられている。発病は、主に小学校低学年で起こり、最初は、学力の低下のような変化で始まり、徐々にけいれんのような神経症状が現れる。病状は、確実に進行して、最後は植物状態となって死亡する。

2．麻疹ワクチンはSSPEも予防する

米国で麻疹ワクチンが承認されたのは、一九六三年であった。SSPEの原因が麻疹ウイルスということが分かったのは、その六年後である。それまでに、米国では数百万人の子供が麻疹ワクチンの接種を受けていた。しかし、それらの子供の中にSSPEの疑いがある神経症状を示したものはいなかった。この経緯は、結果的には幸いであった。もしも、一九六三年以前に麻疹ウイルスがSSPEを起こすことが分かっていたら、麻疹ワクチンによるSSPEのおそれを否定するための議論が起きて、ワクチンの実用化は、もっと遅れた可能性があった。

SSPEの患者の脳内に存在する麻疹ウイルスが野外で流行している麻疹ウイルスとは異なることが科学的に証明されるようになったのは、一九九八年に世界保健機関（WHO）が、野外で流行している麻疹ウイルスを一五の遺伝子型に分類してからである。後述するように、国立予防衛生研究所（現・国立感染症研究所）の小船富美夫が確立した細胞培養系で野外の麻疹ウイルスを分離することができるようになり、流行ウイルスの遺伝子構造にもとづく分類が可能になったことによる。

英国では、一九九五年から二〇〇〇年の間に見つかった一一名のSSPE患者の脳内のウイルスの遺伝子型から、それぞれが由来したと考えられる流行ウイルスが特定された。米国では、疾病制圧予防センター（CDC）のウイリアム・ベリーニが一九九二年から二〇〇三年の間にCDCに報告された一一名のSSPE患者の脳内のウイルスの遺伝子型を調べた結果、五名は一九八九年から一

九九一年にかけて米国で大きな流行を起こしたウイルスの遺伝子型と同じD3型であった。米国の麻疹ワクチンのウイルスはA型であり、ほかの六名の患者の脳内のウイルスも、A型ではなく、それぞれ野外で流行している麻疹ウイルスの遺伝子型であった。

この一九八九年から一九九一年の流行は、都市部の就学前の子供の麻疹ワクチン接種率が低下したために起きたもので、五万五六二二名の患者が出て、一二三名が死亡していた。この際には、一〇万人あたり四ないし一一人のSSPEが発生したと推定されている。一九六〇年から一九七四年の間における米国でのSSPE発生リスクは一〇〇万人あたり八・五人と推測されており、SSPEになる危険性は、これまで想定されていた割合よりも一〇倍以上高いことになる(10、11)。

麻疹にかからなければSSPEになることはなく、ワクチンによる麻疹の予防の重要性があらためて認識されたのである。

3. 日本におけるSSPE

一九七〇年、新潟大学医学部の神経内科医の佐藤猛は、ウイスコンシン大学のウイルス研究室で原因不明の難病である封入体筋炎がウイルスによる可能性を調べるために、患者の筋肉組織からのウイルス分離を試みていた。ウイルスは分離できなかったが、分離技術を習得して、帰国の途中、ウイスター研究所の小柳新策の研究室を訪ねた。ここは、前年に二名のSSPE患者からウイルスの分離に成功しており、その詳細を知ることができた。彼が新潟大学に戻った時、附属病院には一一歳の少女が入院していた。半年あまり前の三月頃から成績が急に低下し始め、そののち、神経症状が急速に進行し、血液と髄液には異常に高い麻疹抗体が検出されたことから、SSPEと診断されていた。

佐藤はウイルス分離のための生検を医局員会議に諮ったが、ちょうど大学紛争の最中ということもあって、一七名全員が反対し、賛成したのは教授の椿忠雄*だけであった。そこで佐藤は生検を断念し、主治医から患者の両親に生検中止の経緯を伝えてもらったところ、今後の治療に役立つのであればと承諾されたのであった。脳外科医により採取された脳組織にはドーソンが記載した封入体が見いだされ、麻疹ウイルスのタンパク質も検出された。電子顕微鏡では、麻疹ウイルス特有の構造物が確認された。

新潟大学にはウイルス研究室はなかったため、佐藤は大学から車で四〇分くらいの五泉市にある東芝化学の研究所(現・デンカ生研)でポリオワクチンの製造に従事していたウイルス研究者の土居穣**からヴェーロ細胞を分与してもらい、脳の組織からのウイルス分離を行った。三代継代したところで、細胞変性効果が現れた。これが日本で最初のSSPEウイルスで、新潟1株と命名された。これは、米国で初めてSSPEウイルスの分離が報告された次の年であった。土居との共同研究で明らかにされた新潟1株のウイルス学的性状は、一九七二年に発表された[12、13、14]。

患者は、その後、奇跡的に症状が軽くなったが、ふたたび脳炎症状が悪化して、一九八七年に死亡した。秋田赤十字病院神経内科で剖検が行われ、その際に凍結保存された脳から検出されたSSPEウイルス遺伝子の構造は、生検当時のものと大きく異なっていて、患者の脳の中でウイルスが変異を繰り返していたことが明らかにされた。

佐藤は一九九五年、秋田県大曲市に患者の両親を訪ね、仏前にお参りし、一九七二年と一九九五年の論文を仏壇に捧げた。「その際に、ご両親は脳生検後、娘さんの病状が悪化したので、承諾すべきで無かったと話されました。その言葉はいつまでも私の心に重く残っています」と、新潟大学脳研究所臨床科学部門・神経内科学分野開講五〇周年記念誌（一九九五）で語っている。

通常、麻疹ウイルスは細胞から遊離するが、新潟1株をはじめ、一般にSSPEウイルスは、細胞に結合していて、遊離ウイルスがほとんど見つからないという特徴がある。とくに新潟1株では遊離ウイルスはまったく検出されず、世界各国で分離されたSSPEウイルスの中でも特徴的で、海外でも注目された。

ウイスター研究所で小柳らとともにSSPEウイルスの分離にかかわったドイツ・ビュルツブルク大学教授のヴォルカー・テルモイレンも、新潟1株に興味を抱いたひとりであった。私の友人でもあった彼からの依頼で新潟1株を送ったところ、しばらくして、遊離ウイルスが大量に出るようになったとの知らせが届いた。驚いて、そのウイルスを送ってもらったところ、確かに遊離ウイルスが産生されていた。しかも、サルの脳内に接種してみると、致死的脳炎を起こした。通常の麻疹ウイルスでは、このような脳炎は起こらない。このウイルスをFN-1（フリー新潟1株）と名付けて詳細に性状を調べた結果、これは麻疹ウイルスではなく、イヌジステンパーウイルスであった。当時、テルモイレンの研究室では米国コーネル大学教授でイヌジステンパーウイルス研究の第一人者のマックス・アッペルが長期研究休暇で実験を行っていた。その際に彼が持ち込んでいたイヌジステンパーウイルスが新潟1株に混入していたことが判明し、我々の興奮に水を差す結果となった。

論文まで用意していたが、それも無駄になってしまった。ＳＳＰＥについての私のほろ苦い思い出である。

一方、一九六八年、米国のカールトン・ガイジュセックは、致死的な神経難病のクロイツフェルト・ヤコブ病***をサルに伝達できることを証明していた。彼は、その病原体を長い潜伏期を示す非通常ウイルスと考えていた。ＳＳＰＥが同様に長い潜伏期を示すことから、クロイツフェルト・ヤコブ病とＳＳＰＥはともにスローウイルス感染症と呼ばれるようになった。

一九七六年、厚生省は、難病研究班の中に遅発性ウイルス感染研究班を設置し、ここで、クロイツフェルト・ヤコブ病とともに、ＳＳＰＥの発病機構や治療法の研究が行われた。新潟1株はこの研究班での研究の重要な支え手になった。私もこの班に初年度から参加し、一九八八年から五年間は班長をつとめた。この班は現在も、「プリオン病及び遅発性ウイルス感染症に関する調査研究班」として活動している。

ＳＳＰＥは一～二歳の頃に麻疹にかかり、一旦回復した後、麻疹ウイルスが脳の中に平均一〇年くらい潜んだ後に発病することが明らかにされているが、潜伏するメカニズム、病気を起こすメカニズムなど、まったく分かっていない。ＳＳＰＥ患者の脳内のウイルスでは、一部の遺伝子が変異を起こしていることが明らかになっているが、その変異と病気の関係も不明である。効果的な治療法もまだ見つかっていない。

*新潟水俣病を発見、ついで、スモンがキノホルムによる薬害であることを明らかにした。

**一九六〇年代に千葉大学の安村美博がミドリザルの腎臓組織を培養して樹立した細胞株。多くのウイルスに感受性があって、ウイルス学でもっともよく用いられている。名前のVeroは、エスペラント語で「緑色の腎臓」を意味するVerda Renoを略したもので、同時に「真理」を表す単語でもある。

＊＊＊クロイツフェルト・ヤコブ病の病原体は、現在はプリオンと呼ばれ、ウイルスとは別にされている。なお、ガイジュセックは一九七六年、プリオン説を提唱したスタンレー・プルシナーは一九九七年に、それぞれノーベル賞を受賞した。

4．SSPE青空の会

昭和五五年（一九八〇）、小林信秋の長男・大輔は、SSPEを発病し国立小児病院（現・国立成育医療研究センター）に入院していた。その間に、新たに二人のSSPE患者が入院してきた。退院後、しばらくして、主治医の二瓶健次神経科医長から「患者の会を作ってはどうか」との提案を受けて、小林は手書きの趣意書を全国の病院に送った。一〇人が集まり、昭和五九年（一九八四）暮れに小林を世話人とした「SSPE青空の会」が結成された。会のキャッチフレーズはSing, Smile, Play & Express（歌い、笑い、遊び、そして主張してほしい）で、SSPEとたたかう子供たちが最良の治療を受け、健全な家庭生活を送るためにお互いに助けあうことが目的とされている。現在、小林はNPO難病のこども支援全国ネットワークの会長をつとめ、二瓶はSSPE青空の会の顧問を続けている。二〇一七年一月一日に発行された、この会の会報「あおぞら」は、一八八号になっている。

当初、SSPEは難病に指定されていなかった。難病は、原因不明で治療法が確立されていない病気とされていたが、SSPEの原因は麻疹ウイルスということが分かっていたため、この条件にはあてはまらなかったのである。青空の会が厚生省や国会に働きかけた結果、一九九〇年に、小児慢性特定疾患に新たに神経・筋疾患という項目が加えられ、ＳＳＰＥがこれに含められた。一九九八年には四一番目の特定疾患（難病）に指定された。

この会の活動のひとつに、麻疹ワクチン接種の推進がある。このような悲惨な病気になる人が今後出ないようにするために、麻疹ワクチン接種の必要性を訴える広報活動を行っているのである。会の発足当時、ＳＳＰＥの年間患者発生は一〇ないし一五人くらいであったが、二〇一二年に「プリオン病及び遅発性ウイルス感染症に関する調査研究班」が医療受給者証保持者などから推定した結果では、年間発生数は、二〇〇六年の四例を除いて、一〜二例に減少している。現在の患者数は一五〇人くらいと推定されている。

もうひとつの活動は、この病気を医師に理解してもらうことである。多くの患者の最初の症状は、受診の際に、てんかん、自閉症、登校拒否などの精神障害、あるいは脳腫瘍と診断され、発見が遅れることがしばしば起きていたのである。

3章　庶民も貴族も苦しめた流行の歴史

1．海外における麻疹流行の歴史

麻疹ウイルスは人にだけ感染する。インフルエンザウイルスは、野生のカモを自然宿主として存続しているが、麻疹ウイルスは人の間でのみ存続しなければならない。しかも感染から回復した人は終生続く免疫を獲得するため、もはやウイルスは感染できない。したがって、ウイルスが存続するためには、常にまだ感染していない人がいなければならない。

麻疹ワクチンが開発される前の二〇世紀半ばに、英国や米国で行われた調査では、麻疹が常在するには、二五万ないし五〇万以上の人口が必要と推測された[15、16]。近世になって麻疹が常在しうる人口の都市が生まれ、諸国との交易が行われるようになって、麻疹は全世界に広がっていったのである。その一端を紹介する。

英国における麻疹　チューダー朝二代目のヘンリー八世（一四九一～一五四七）は、妻のキャサリンとの離婚をローマ教皇クレメンス七世が認めなかったのを無視して、離婚し、再婚したため、教皇

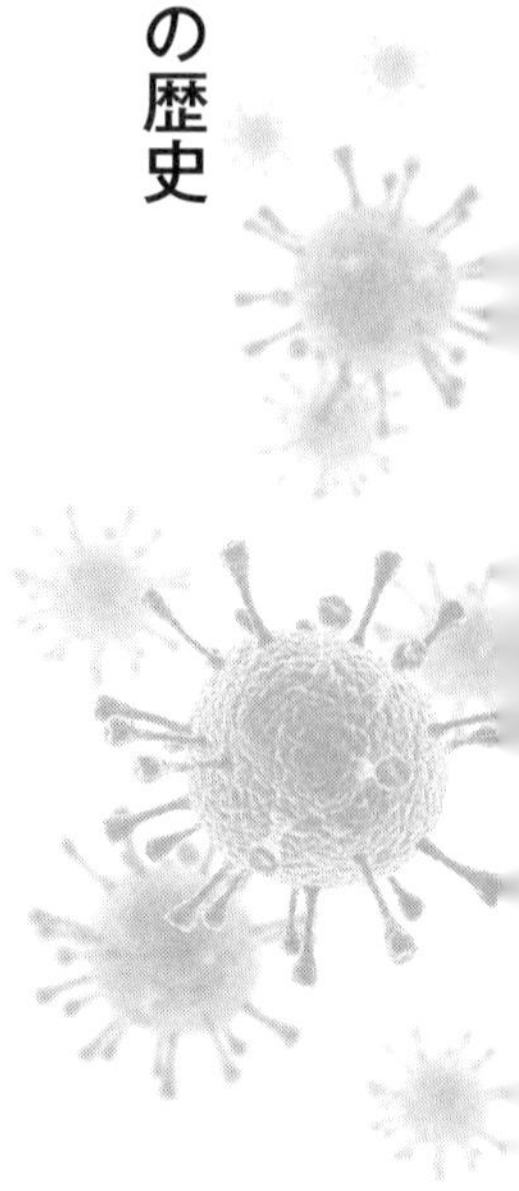

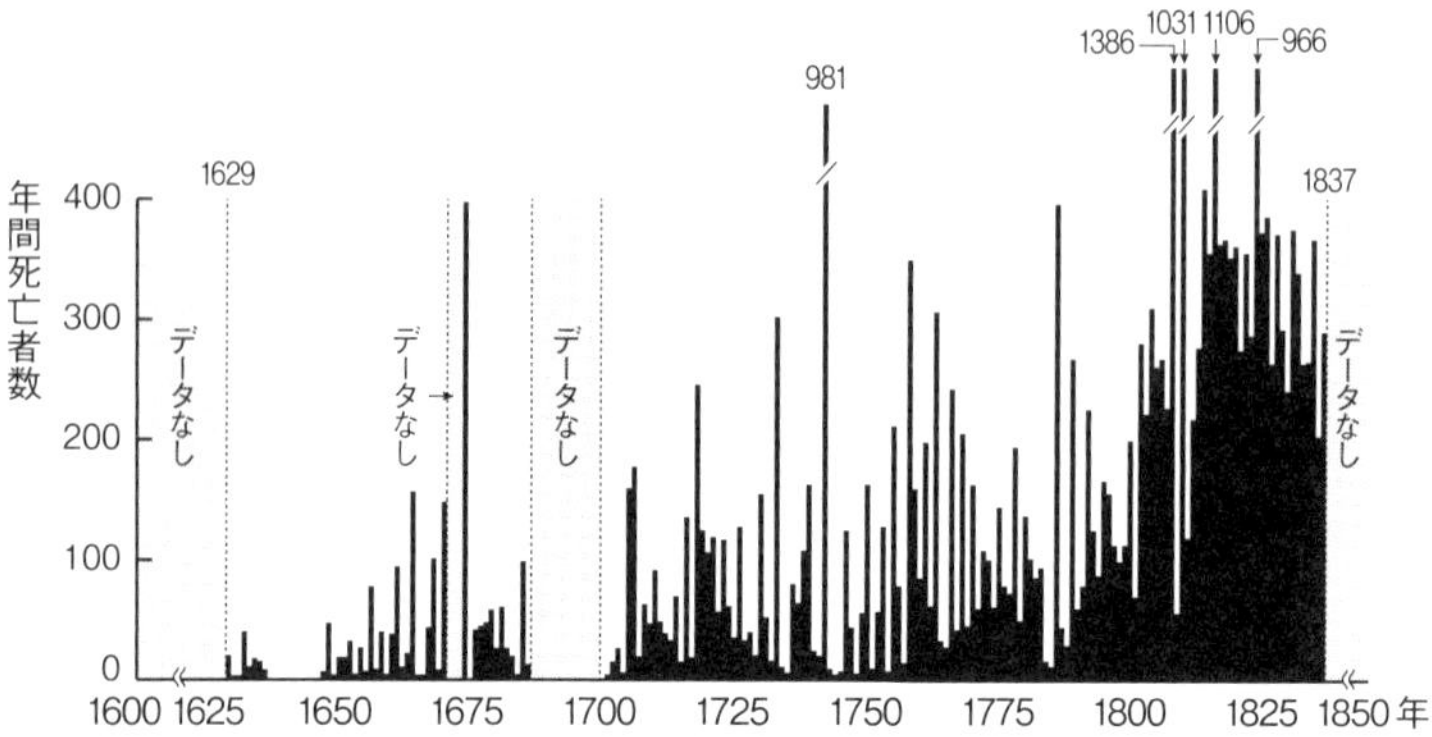

図 4　麻疹による死亡者数の推移(ロンドン, 1629～1837)[2]

から破門された。これがきっかけとなって、一五三四年、ローマ教皇庁から独立したイングランド国教会が成立した。教会は領地を持っていて、各教会区が行政単位の役割を果たしていた。教会区に住民の登録制度が生まれ、死亡者数や死亡の原因などが記録されるようになった。一五六三年からは定期的にその記録が公表されるようになり、伝染病の発生の警告にも利用された。これが、現在の衛生週報につながっている。

　衛生週報にもとづいてチャールズ・クレイトンは、一六二九年から一八三七年にかけての二〇〇年間、ロンドンにおける麻疹による死亡者数の推移をまとめている。麻疹という診断の信頼性に問題はあるものの、**図4**から麻疹発生のおおまかな傾向を知ることができる。麻疹は、最初の頃は五年ごとのサイクルで発生していた。一八世紀半ばの産業革命の前後から一九世紀初めにかけて、ロンドンが拡大し人口も増え始めていた頃には、二、三年ごとの発生に短縮していた[2]。麻疹が各地で常在するようになったことを反映している。

一八世紀半ばからイングランド、スコットランド、アイルランドでは、麻疹の発生の記録は断片的なものに限られている。たとえば、一七八一年の六月にエジンバラで発生した麻疹は一二月にかけて広がったという記述や、流行の最盛期にスコットランド北西部のインバネスから軍隊がエジンバラに行進してきた際、五〇名の新兵の全員が麻疹にかかり「死亡した者の胸を開いてみると、線維状の胸膜炎と心膜炎で胸腔に液体が滲出しており、気管支カタルの病変も見られた」といった記述がある。(2)

アメリカ大陸における麻疹・中南米　麻疹は、ヨーロッパでは比較的小さな流行を頻繁に起こしていたが、新大陸の先住民には大きな被害をもたらした。ヨーロッパでは麻疹が常在していて、多くの人が子供の時に麻疹にかかって免疫ができていたが、それまで麻疹が存在していなかった新大陸では誰も免疫がなかったためである。シカゴ大学歴史学名誉教授ウイリアム・マクニールによれば、先住民が相次いで死亡するのに、スペイン人は病気にならないのを見て、先住民たちは「アステカの神々もキリストの神も、白い皮膚のちん入者はいかなる行動をとろうとも聖なる許可を得ている」と思い込んで、スペインの征服事業に容易に従ったのである。(17)

麻疹は、中南米にはスペイン人により、北米にはヨーロッパからの移住者により持ち込まれた。一四九二年、スペインのパロス港を出港したコロンブスの遠征隊が新大陸を発見してから五〇〇年を記念して、一九九〇年代に旧大陸が新大陸に与えた影響についての著作が数多く出版された。それらには、ヨーロッパからの移住者が持ち込んだ麻疹が猛威を振るった状況が詳しく述べられて

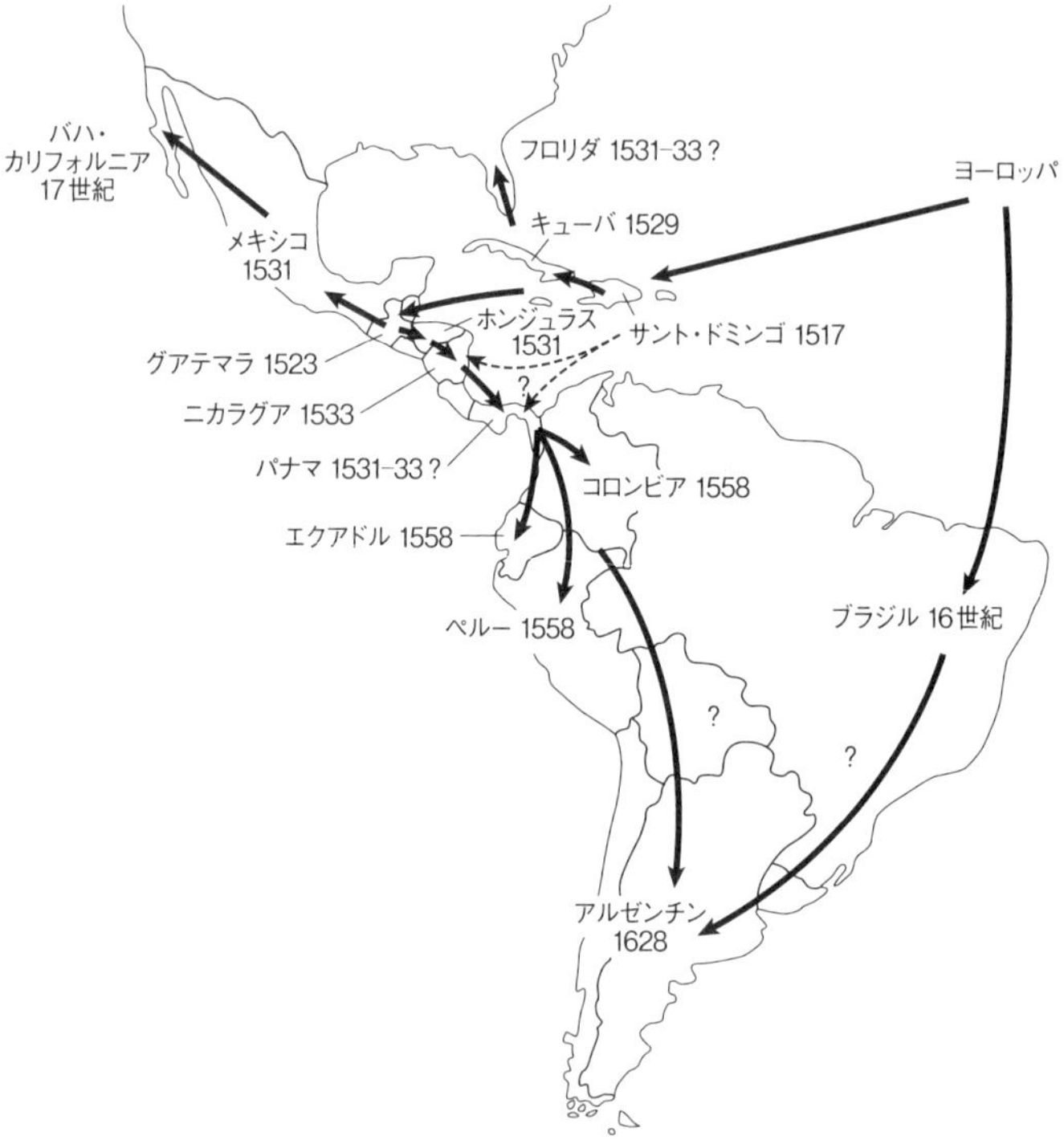

図5　中南米における麻疹の広がり(2)

いる。その一端を紹介する。

コロンブスがイスパニョーラ島と命名したサント・ドミンゴ（現在はドミニカ共和国の首都）には、一四九六年からスペイン人が定住した。ここで一五一七年に発生した疫病はアメリカ大陸で最初の麻疹と考えられている。ここから麻疹は、**図5**に示したように、中南米の各地へと広がっていった。一五二三年にはグアテマラでも発生し、一五二九年にはキューバで発生し、人口の三分の二が死亡したと推測されている。一五三一年にはメキシコとホンジュラスで発生した。一六世紀にはメキシコで約三〇年ごとに発生を繰り返していて、この時代、メキシコで最大の死亡をもたらしたのは、天然痘で麻疹はそれに次いでいた。一五三二年頃にはニカラグアからパナマに到達した。

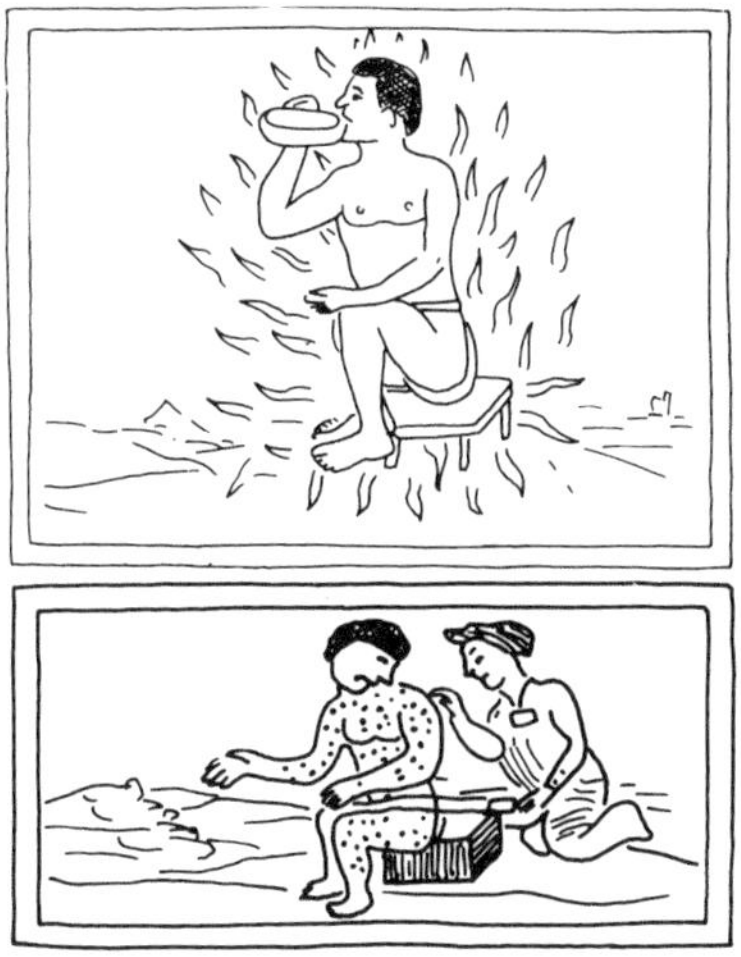

図6　アメリカ・インディアンが描いた麻疹の症状[2]

一六世紀のメソアメリカ（メキシコから中米一帯にかけての共通の文化領域）の民族誌の研究成果をまとめたフロレンティン・コーデックスには、アメリカ・インディアンが描いた麻疹の症状、発熱と発疹を示す絵が掲載されている[2]（**図6**）。

フランシスコ・ピサロは、スペイン国王カルロス一世からペルー支配の許可を得て、一五三一年、パナマを出航してペルーへの侵入を開始した。一五三三年には、インカ帝国の首都クスコを占領し、インカ帝国は滅亡した。この際に麻疹はペルーに持ち込まれたと推測される。一五五八年から一五九一年にかけて、いくつかの重い疫病が流行し、その中には麻疹も含まれていた。

ペルーの北部に隣接するエクアドルでは、一五二四年から一六一八年までに一九回の疫病の流行が記録されている。その時代、天然痘と区別することは難しいが、麻疹とみなされる疫病は七回だけで、約一三年の間隔で起きていた。一七八五年には、現在の首都キトで、きわめて大きな麻疹の流行が起きて、二四〇〇〇人以上の死者が出た。

ペルーとエクアドルに接するコロンビアのボゴタでは、一五五八年から一八〇三年までの間に、多数の死者を出した麻疹の大流行が三回起きていた。

ポルトガルの植民地となったブラジルでは、一六世紀から麻疹の流行が起きていた。一七四九年には、アマゾン川流域の現地人の間で大流行となった[2]。

アメリカ大陸における麻疹・北米

一六二〇年代、ヨーロッパからの移住が始まって間もなく、麻疹はニューイングランドで発生した。ボストンとその周辺のマサチューセッツ地域では一六五七年と一六八七〜一六八八年に流行が起きた。二回目の麻疹は、同じ時期に発生していたカナダから持ち込まれたと推測された。

一六七七年には、ボストンの牧師トーマス・サッチャーが一枚の大きな紙に書いた「ニューイングランドの庶民が天然痘または麻疹に対処するための簡単な手引き」が出版された。これは、一七〇二年と一七二一年にふたたび出版されている。彼は、天然痘と麻疹は関連した病気で、天然痘の治療法が麻疹にも役立つと考えていた。

ニューイングランドで指導的立場にあったピューリタンの牧師、コットン・メイザーは、父親が学長をつとめていたハーバード・カレッジで神学と古典を学んだ時から、自然に深い関心を持ち、とくに医学に興味を持っていた。一七二一年、ボストンに天然痘が発生した際には、人痘種痘を試みた。これは、ジェンナーの牛痘種痘が開発される以前、ヨーロッパでは広く行われていたもので、天然痘患者のかさぶたを接種して人為的に天然痘にかからせるもので、彼はアメリカで人痘種痘を最初に試みたひとりであった。近代的思考の持ち主だったのである。

一七一三年から一七一五年にかけてニューイングランドで最初の麻疹の大流行が起きた。メイザーは、自分の家族（妻、九人の子供、召使い）の間での麻疹の広がりを連日、日記に記している。そこには、病気の広がりや壊滅的影響を目の当たりにした恐怖が生々しく述べられている。その一部を抜粋する。

［一〇月一八日］麻疹が町にやってくる。「病の時代」のようだ。

［一〇月二四日］私の息子が病気にかかった。

［一〇月二六日］家族のための準備を急がなければならない。

［一〇月二七日］私の可愛い娘ニッビイが、今は重い麻疹で寝ている。

［一〇月二八日］町にものすごい惨禍が襲いかかっている。死者も何人か出てきた。

［一〇月三〇日］麻疹の広がり…貧乏な家族では、もっと悪い。病人の看病で忙しかった妻が麻

疹にかからないか、心配がつのってきた。麻疹は妊娠した女性では致死的なことが分かっている。…陣痛が突然起きてきた…そして神の慈悲により息子と娘の双子を産んだ。数え切れないほど、神の恩寵を受け取った。私の愛するケティもまた麻疹にかかった。

［一一月一日］主日（日曜日）。今日、生まれたばかりの双子に洗礼を施し、エレアザーとマーサと命名した。

［一一月四日］私の哀れな家族の中で、妻が最初に麻疹に。

娘のナンシーも病のさなか。

娘のリッジーも同じく病のさなか。

娘のジェルシャは元気がない、かかったらしい。

召使いの女性も完全に寝込んでしまった。

神様お助けください…私の哀れな、悲しい、罪深い家族にご慈悲を。

［一一月五日］私の小さな息子、サミュエルも麻疹のさなか。

［一一月七日］私の妻は危篤状態、苦しんでいる…「死」…彼女に近づいている…神の前にへりくだり、私自身の罪に対して…神の怒りが鎮められるように…

［一一月八日］これまで何ヶ月も、本当に何回も友人が麻疹のおそれを語ってきた。今や、私が非常に恐れていたことが、自分の身に降りかかってきている！

今日この日、驚くべき死の徴候が妻に現れた。

［一一月九日］月曜日、午後三時から四時の間に、私の最良の友が亡くなった。

彼の日記によると、最初に妻、四人の若い子供たちが一七一三年一一月四日までに発病した。一〇月三〇日に生まれた双子は一一月一四日に発病しており、生まれてすぐに感染したと考えられる。母親が麻疹に免疫を持っていれば、生後四ヶ月までは母親の抗体が麻疹感染を防ぐため、生まれてすぐ感染することはない。しかし、メイザーの妻も麻疹にかかったことがなかったため、親子ともに感染したのである。家族のうち、一一人が発病し、五人が死亡した。致死率は四五パーセントであった。

一二月二三日の日記に、メイザーは「麻疹というジステンパー*にかかった病人の正しい管理」という手紙を印刷所に渡したことを書いている。自分の経験をもとに、麻疹についての啓蒙を行ったのである。

この日記の内容を紹介した国立衛生研究所（ＮＩＨ）医学史部門のデイヴィッド・モーレンスは、メイザーが経験した麻疹の恐怖は、現代のエボラのようなエマージング感染症と同じで、「過去は決して消え去ることはない。過去ですらない」と、過去から学ぶ姿勢が必要なことを強調している。(18)

一八世紀、開拓者たちが西部を目指すとともに、麻疹も西部へと広がっていった。まず、ミシシッピ・バレーで発生し、ケンタッキー、オハイオへと広がった。アメリカ・インディアンへの被害は深刻であった。

*当時、病気のことをジステンパーと呼んでいた。

2．隔絶された孤島での発生

フェロー諸島、一八四六　ピーダ・ペーノム(図7)は一八四五年デンマークのコペンハーゲン大学医学部を卒業し、病院での研修を受けていた。翌年、二六歳の彼は政府からフェロー諸島に発生した麻疹の大流行についての疫学調査を任命された。彼が一八四七年にデンマーク語で書いた七四頁の報告書「一八四六年のフェロー諸島における麻疹流行に関する観察」は、麻疹に関する古典的存在になっている。最初は二〇頁の英文抄録が配布されていたが、のちに彼自身による全文の英訳が発表された。以下、この英訳をもとに、麻疹流行の実態をまとめてみる[19]。

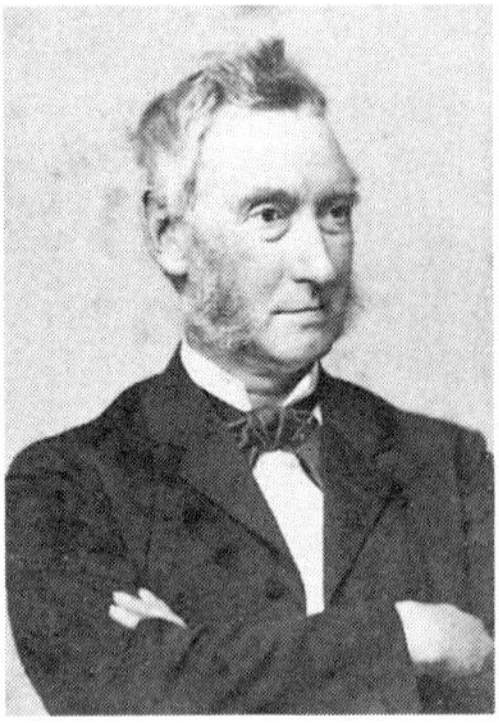

図7　ピーダ・ペーノム

フェロー諸島は、ノルウェー海と北大西洋の間、ノルウェーとアイスランドの間に浮かぶ一八の島々で、当時はデンマークの統治下で、島全体の人口は、一八四五年には七七八二人であった。現在はデンマークの自治領になっている。ここでは、麻疹は一七八一年の発生ののち、一八四六年四月までの六五年間、発生していなかった。フェロー諸島は地理的に隔絶されていただけでなく、何世紀にもわたって、ほかの国々との交易がなかった。この異常ともいえる隔離状態で、住民たちは伝染病に襲われることは稀にしかなく、その結果、平均寿命は長かった。

人が住んでいた一七の島の間には、フィヨルドがあるため、ほかの島への移動には危険が伴っていた。ほかの村の人たちに会う唯一の機会は、おそらく産物を取引するためにマーケットに多数の人が集まる時と、アザラシを捕獲するために男たちが集合する時ぐらいと推測された。

一八四六年四月初めに最初の麻疹患者が出た。フェロー諸島のひとつ、ストレイモイ島のトースハウン（フェロー諸島の首都）に住む家具職人であった。彼はコペンハーゲンを訪れていて、三月二〇日に発ってトースハウンに二八日に戻ってきた。八日間の船旅の間、健康状態は良かった。彼は発病した正確な日は覚えていなかったが、コペンハーゲンを出発する少し前に何人かの麻疹患者のところを訪ねていた。

約一四日後、彼の周辺の二人が発病した。村々は離れて存在しており、人々の行き来も限られていたため、いつ、どこで患者が出たか確かめることができた。ペーノムは、五二の村をまわって最初に発病した人の名前、感染にさらされた日にち、発疹が出た日にちと持続期間、ほかの人に発疹が出現するまでの期間などを調べた。

その結果を、彼は次のように考察している。「麻疹の伝染性物質は、人がそれにさらされたのち長い期間、通常一〇ないし一二日、目に見える影響は示さず、カタル性（粘膜からの滲出を特徴とする炎症）の前駆期が始まり、発疹が伝染性物質を受け取ってから一四日後に初めて現れる。もしもこの推測が確かめられれば、第二、第三の発生がそれぞれ一四日の間隔で見られたことは、麻疹の伝染性は発疹の最盛期に最大であって、一般に言われているような発疹が乾く時期ではないことも納得できるであろう」。彼は、麻疹の潜伏期、前駆期、発疹期、回復期をはっきり区別していた。潜伏期の長さも正確に認識していた。発疹が乾く時期（回復期）に伝染性を示さないことを強調しているのは、かさぶたが伝染性を示す天然痘とは違うことを指摘したのである。

表2　フェロー諸島における年齢別死亡率の推移(1835～1846)

年齢	1000人あたりの死亡者数 1835～45年(A)	1846年(B)	(B)/(A)
<1	188	233	1.24
1～10	76	28	0.37
10～20	57	23	0.40
20～30	68	37	0.54
30～40	64	60	0.94
40～50	76	84	1.11
50～60	57	130	2.28
60～70	85	144	1.69
70～80	155	140	0.90
80～100	174	121	0.70

また彼は、島の人たちが信じている汚染した空気などが伝染源という考えをはっきり否定し、伝染性であるとして、麻疹の広がりを阻止するもっとも信頼できる手段は隔離と強調していた。

麻疹流行時における年齢別の死亡者数についての調査結果（**表2**）では、麻疹の免疫持続に関する興味深い事実が初めて示されている。「麻疹は、おそらく春まで続いていたインフルエンザの流行とともに、一歳以下の幼児では壊滅的影響を示している。一方、一〇歳から二〇歳では、危険性が低い。三〇歳からは上昇し、五〇歳から六〇歳で最大となっている。六〇歳以上ではふたたび低下し始めているが、これはちょうど六五年前にフェロー諸島で流行した麻疹から回復した人たちが今回、発病を免れたためである」。一七八一年の麻疹流行を経験した老人の多くが存命中で、ペーノム自身このような高齢者九八名に会って詳しく話を聞いたところ、前回の流行で麻疹にかかった人は誰も今回の流行では発病していなかったのである。そして、前回の流行でかからなかった人は皆、発病していたことから、麻疹に対する感受性が高齢者で低下することはないと結論している。

現在、定説となっている麻疹の免疫の持続が六〇年以上という見解は、ペーノムのこの報告にもとづいている。

フィジー、一八七五　南太平洋のフィジーは三〇〇あまりの火山島と珊瑚礁から成る島国である。ここで一八七五年一月から六月にかけて発生した麻疹は、歴史に残る悲劇をもたらした。

最初に麻疹にかかったのは、フィジー王のカコバウであった（図8）。一八七四年九月、フィジーは王が島の割譲書類に署名して英国の植民地になった。一二月に王はオーストラリアのニュー・サウスウェールズ*長官ハーキュリーズ・ロビンソン卿の公式招待で二人の息子とシドニーを訪れた。そこに滞在中に彼は麻疹にかかった。しかし、フィジーの地元の新聞は旅行から戻った際にはどこも悪い様子はなかったと報じていたことから、すぐに回復したと推測されている。

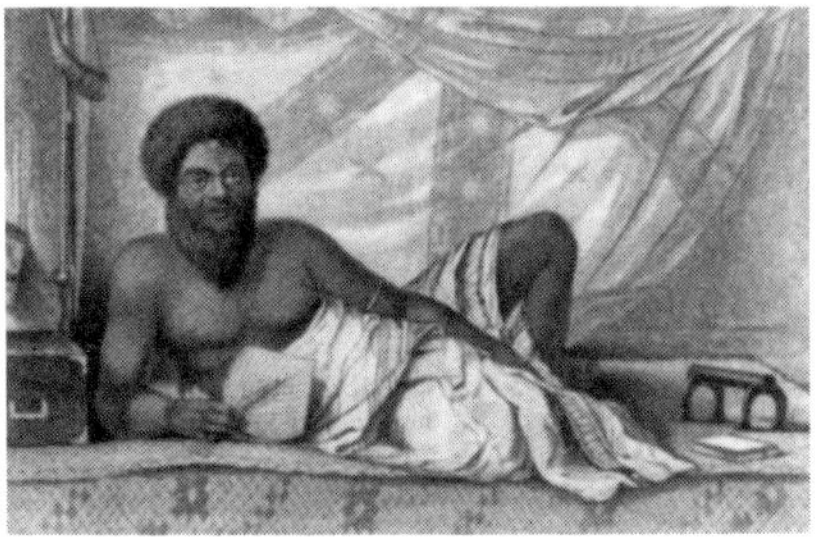

図8　カコバウ王

一二月二一日、王の一行は英国海軍の軍艦ダイドー号でシドニーから帰国の途につき、年が明けて一月一二日、植民地の首都となったレブカに戻ってきた。二二日の航海の間に二人の息子が麻疹にかかった。船の甲板に小屋を建て、そこで治療を受けて回復したが、帰港時には発疹が残っていたという。

それから一〇日間、王はレブカ近くの自宅で島の酋長たちに会っていた。フィジー諸島以外からも数多くの有力者たちが王に挨拶をかねて、英国の植民地となったフィジーの地位などについて聞くために集まった。

一月二二日には、フィジー最大のビティ・レブ島の山岳部族の酋長たち約八〇〇人がシドニーでのロビンソン長官との会談の内容を聞くために集まった。ダイドー号の乗組員たちも同席した。

集会が終わってから、ほとんどの酋長は帰宅したが、五人が軍艦を見物するためにレブカに戻った。この頃、レブカでは麻疹が流行し始めていて、患者の数は急速に増加していた。五人の酋長は皆、麻疹にかかって翌月までに死亡した。

酋長たちはビティ・レブ島の各地に帰っていき、ダイドー号は出航した。今度は、一月二六日にシドニーから軍艦ウェントワース号が来航し、ついで二月初めに別の船が到着した。どちらの船にも麻疹にかかっていた人たちが乗っていて、彼らが上陸したことで、さらに麻疹は広がった。

二月一二日に、一〇〇人近くの現地人警官が麻疹にかかっているとの知らせが、ニュー・サウスウェールズに届き、二月二五日に検疫が始められた。それまでに、ダイドー号はソロモン諸島へも麻疹を広げていた。

発生は三月末から四月初めまで続き、それ以後徐々に収まり、五月末に完全に終息した。人口一五四六人のオバラウ島では四四七人、人口二五四三人のコロ島では六八八人、人口七九二五人のバウ島では二二一四人が、それぞれ死亡した。ほかの島々でも一六三七人が死亡した。四ヶ月の間に麻疹での死者は二万人を超えた[20]。

死亡者がきわめて多かったことについて、人文地理学者のケンブリッジ大学教授アンドリュー・クリフは次の三つの要因をあげている[2]。

第一に、六ヶ月以内に一〇万人もの人が発病したことである。村のほとんどすべての人が一緒に倒れたため、日常の生活が完全に破壊されてしまったのである。赤痢が蔓延し、子供、老人、病人などを看護する人はいなくなった。それまでに経験したことのないけいれんを伴う病気の恐怖で心理的にうちひしがれて、看護すれば回復の可能性があっても放置されてしまった。

第二の要因は、治療処置であった。一八九六年の調査団の報告によれば、「住民たちは、厳重な注意にもかかわらず、熱でほてった体を水の中や湿った場所で数時間にわたって横たえて、冷やそうとしていた。熱に浮かされた子供は、冷たい水の中に飛び込んだり、はだかのまま、風に吹かれたり、濡れた草むらに横たわって、体を冷やそうとした」と述べられている。

このような行動がどの程度、広く行われたかは不明であるが、一六年後の一八九一年から九二年にかけて起きたインフルエンザの流行でも、ふたたび見られた。

普通に休んで、看護が受けられた場所では、致死率ははるかに低かった。ビティ・レブ島のある地域では、治安判事が「もし病気になった場合に、何をなすべきか、何をしてはいけないか」というパンフレットを教師や酋長たちに配布した。判事の報告では、パンフレットを受け取った二〇〇〇人以上の人口の村、八ないし一〇村で、死者は一一名だけであった。

第三の要因は、麻疹の流行が異常に激しいハリケーンの季節と重なったことである。一八七五年四月二三日、レブカから臨時特派員は、「流行の猛威は、ハリケーンという不幸な時期により、必然的に拡大された。一年でもっとも荒れ模様のハリケーンの季節が一月に始まったのである」「今年のハリケーンは特別激しいものであった。一月八日、島々はすさまじい強風に襲われ、豪雨が伴ってきた。そして、最後の月(三月)の終わりまで、ハリケーンは何度も到来し、天候はほとんど予知できなかった。最古老の住人は、これまで、このような激しいハリケーンに遭ったことはない、と語っている。たしかに、過去一六年間にこのような天候を経験したことはなかった」とタイムズ紙で報告していた。

フィジーでの麻疹は、医療資材が皆無に近い場所で、古くからの生活習慣に代わって西欧の医療が植民地化により持ち込まれる直前に起きたものであった。流行の最盛期に、医療にかかわったのはわずか二人の医官で、ほかに時折、来航した船の医師が手伝っただけであった。流行が終息した頃、一八七五年六月に勤務していた医師は四人で、一〇〇万平方キロにわたる三〇〇の島々に散らばって住む一五万人に対応していた。

＊英国人が最初に入植した州でシドニーが首都。

グリーンランド、一九五一　グリーンランドは北極海と北大西洋の間にある世界最大の島で、フェロー諸島と同じくデンマークの自治領になっている。島の八六パーセントは氷原に覆われ、海岸線は荒々しい崖が続く孤島である。一九四五年の人口は約三万人で、一〇〇人以下から数千人の集落になって沿岸部に住んでいた。集落間の行き来はほとんどが船で数時間が必要であった。

ほかの世界と隔絶していたため、一九五一年まで、グリーンランドでは麻疹が発生したことはなかった。

一九五一年四月一六日、マナッセという名の若者がコペンハーゲンから一〇日の船旅を終えて、グリーンランド南部最大の町ユリイェーネホープ（現・カコトック）に戻ってきた。コペンハーゲンでは、マナッセが去って二日のち、彼がしばしば会っていたグリーンランド人が麻疹を発病していた。帰宅後、マナッセは数人の友人に会い、四月二二日には、数百人の住民が集まるお祭りに参加した。これはグリーンランドの単調な生活から抜け出す貴重な機会になっていた。お祭りの翌日、マナッセは喉の痛みと咳が出てきて、二五日には発疹が現れてきたため、翌日医師のもとへ行った。麻疹に感染したのは、四月六日以前であり、発疹が出るまでの潜伏期間は一九日とかなり長かった。そして、前駆期の間に狭い地域で多数の人と接触していたのである。

五月一日にマナッセから感染した最初の患者が出た。五月四日には五七名、五月七日には二五〇名の患者が見つかった。他の地域からも患者が出てきた。

最終的に、総計四三二〇名の患者が記録された。これはユリイェーネホープの全人口の九七パーセントあまりに相当する。

一六五七名での合併症を見ると、もっとも頻繁に見られたのは肺疾患、主に気管支炎と気管支肺炎で、約半数に見られた。耳の疾患が次に多く、合併症の約一割を占めていた。これはペニシリンで回復した。

心臓障害、とくに肺水腫がもっとも重篤な合併症で、一八例（一・一パーセント）で見られ、ほとんどが高い年齢層で起きていた。脳炎は六名で見られ、そのうち、四名が死亡した。

流行が始まった頃、八三人の女性が妊娠していて、全員が麻疹にかかり、産褥期の七名を除く七六名のうち二六名は流行の最中に出産した。予定日に出産したのは一三名だけで、六名は早産、七

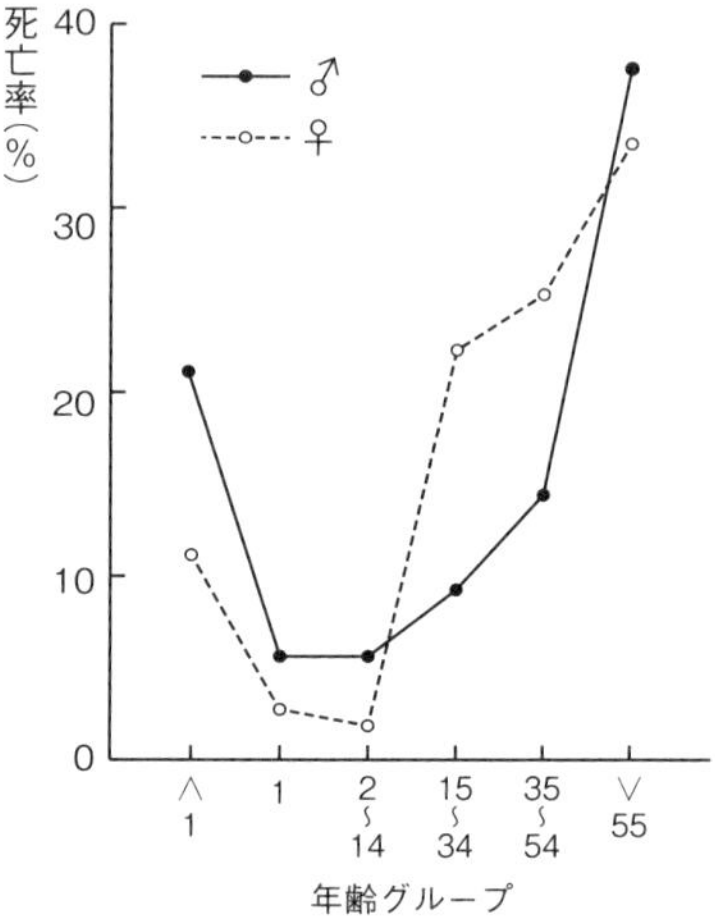

図9　グリーンランドにおける麻疹による年齢別の死亡率[21]

名は三ヶ月から五ヶ月で流産した。現地の医師の話では、普通、流産は非常に稀で、入院する例はまったくないとのことであった。

四二五七名の患者での死亡率は、一〇〇〇人あたり一八人となった。男女別に見た各年齢層での死亡者の割合は**図9**に示したとおりで、一五歳から五四歳までは女性の方が多く死亡していた。

島全体での死亡率は、五月から上昇し、六月にピークに達し、その後、徐々に低下し、一〇月にほぼ平年なみに戻った。[21]

フェロー諸島やフィジーの場合には、過去に麻疹にさらされたことがあったが、グリーンランドは完全な処女地であった。この発生は、麻疹の医学的情報が蓄積した二〇世紀半ばに、まったく免疫が存在しない地域に起きたもので、麻疹の伝播や合併症などの実態について、貴重な情報を提供している。

3. 日本における麻疹

奈良時代　日本における麻疹に関するもっとも古い記録は、奈良時代の天平九年(七三七)に発生した赤斑瘡《しゃくはんそう》という疫病である。瘡は皮膚の発疹を指す。律令制における最高国家機関である太政官が諸国に出していた命令書である太政官符は、赤斑瘡について、以下のように述べている。「発病初期には、瘧《おこり》(マラリアのような間歇的な発熱)に似ている。病床で三、四日あるいは五、六日苦しんだのち、発疹が出てくる。体全体が熱くなり焼かれるように感じる。この際には冷たい水を飲みたがるが、決して飲ませてはいけない。発疹が消えて熱も下がると下痢が起こり、早く治療しないと血便となる。ほかの症状としては、咳、嘔吐、吐血、または鼻血がある。〝しきもの〟(むしろ、ござなど)に寝かすが、薄い時は、床の上にすのこを敷いて寝かし、土の上に寝かせてはいけない」

『続日本記』(七九七)にも、天平九年(七三七)に赤斑瘡と呼ばれた疫病が九州太宰府管内の諸国で発生し、都にも広がり、夏から秋にかけて公家をはじめ天下の百姓が相次いで死亡したことが述べられている。政権を握っていた藤原不比等《ふじわらのふひと》の息子の藤原四兄弟もかかって死亡した(1、3)。麻疹が政治体制に大きな影響を与えていたのである。

なお、天平九年(七三七)の赤斑瘡について、医史学者の富士川游は天平七年(七三五)に発生した裳瘡《もがさ》と呼ばれた天然痘と同じく、天然痘と指摘し、天然痘と麻疹の混合感染の可能性も否定はできないとしている。これに対して、医史学者で小児科医の三井駿一は、麻疹の単独感染と結論している(1、22)。

平安時代 長徳四年(九九八)の出来事として、『栄花物語《えいが》』(巻五、浦々の別れ)に、「今年、例のもがさにはあらで、いと赤き瘡の、こまかなる出で来て、老いたるわかき、上下わかたず、これをやみののしりて、やがていたづらになるたぐひもあるべし」と、今年はもがさではなく、細かな赤い発疹がでてきて、老若、貧富に関係なく、これにかかって大騒ぎとなり、死亡するものも出たことが述べられている。[23]『日本紀略』(後篇十　一条天皇)には、「今年、天下夏より冬に至り、疫瘡あまねく発し、六・七月のあひだに京師《けいし》(帝都)の男女死するもの甚だ多し。下人死せず、四位以下の人妻もっとも甚だし、これを赤斑瘡といふ。主上(一條天皇)より始め庶人に至るまで、上下老少ともに此厄を免るるなし」と、赤い発疹を伴う疫病が、夏から冬にかけて、京都で大流行を起こし、身分の上下、老若に関係なく一条天皇もかかり、多くの死者が出たことが述べられている。[24]

万寿二年(一〇二五)の春頃から、ふたたび京都で麻疹が広がり始め、この際にも上下を問わず多くの人がかかり、秋に終息した。『栄花物語』(巻二五、みねの月)には、「かくいふ程に、今年は赤裳《あかも》瘡《がさ》といふもの出で来て、上中下分かず病みの、しるに、初めの度病まぬ人のこの度病むなりけり」と、赤裳瘡が流行って貴賤の区別無く病気になって死んでいて、最初の発生(おそらく長徳四年の発生のこと)でかからなかった人が今回かかっていたことが、書かれている。後一条天皇(一八歳)、中宮(威子《いし》、一七歳)、東宮・敦良《あつなが》親王(六九代・後朱雀《ごすざく》天皇)(一七歳)、東宮妃・嬉子《きし》などは、「病ませ給ふべき御年どもにておはしませば、いと恐ろしういかにとおぼしめさる」と続いている。麻疹に一度かかれば二度かかることがないことは、当時すでに理解されていた。「病ませ給ふべき御年」は、長徳四年(九九八)に麻疹が流行したのち、二七年間麻疹の流行がなく、その間に生まれた人たちは麻疹にかかるおそれがあったことを心配したのであろう。

天皇、皇后、皇太子、皇太子妃などが麻疹にかかったことはなかったため、戦々恐々としていたことがうかがえる。その心配は現実となり、臨月の身であった嬉子が七月二〇日を過ぎた頃、麻疹にかかった。月末には発疹は乾いてきたが、物の怪に悩まされ、入浴もできなかった。八月一日に陣痛が始まり、翌日男子を出産した。後に後冷泉天皇(七〇代)となった皇子親仁《ちかひと》である。嬉子は、体力を消耗しつくし、物の怪を追い払おうと僧侶たちが加持祈禱を行っている最中、出産の二日後に死亡した。嬉子は当時の権力者、藤原道長の六女で、『栄花物語』(巻二六、楚王のゆめ)には、その際の道長の嘆きが詳しく述べられている。楚王のゆめという表題は、結婚後わずか四年で妻の嬉子を失った東宮の心境を、楚の懐王が夢の中で坐山《ふざん》の神女と愛し合ったというはかない話になぞらえたのである。

嬉子の姉、彰子《しょうし》は一条天皇(六六代)、妍子《けんし》は三条天皇(六七代)、威子《いし》は後一条天皇(六八代)の皇后と、「一家三后」の誉れを誇って「この世をばわが世とぞ思ふ望月の欠けたるもなしと思えば」(この世は自分のためにあると思う。満月が欠けたことがないように)の歌を詠じて、彼の心境はわが世の春の絶頂期であった。しかし、嬉子を失い、その皇子・後冷泉天皇には世継ぎができなかった。天皇家における道長一族の血筋は、嬉子で絶えてしまった。後冷泉天皇の没後は、摂関家と血筋のつながりのない後三条天皇(七一代)、ついで白河天皇(七二代)が即位し、白河上皇が院政を始めたことで、摂関政治は終わった。

江戸時代の流行の記録　江戸時代の日本は、二代将軍徳川秀忠が元和二年(一六一六)に明朝以外の外国船の入港を長崎と平戸に限定してから鎖国が始まり、安政五年(一八五八)、ハリスとの間で日

表3　江戸時代に起きた麻疹の大流行

年代	場所	発生間隔(年)
元和2年(1616)10月	江戸	—
慶安2年(1649)3月	江戸	33
元禄3年(1690)3月～翌年5月	江戸	41
宝永5年(1708)冬～翌年春	全国	18
享保15年(1730)10月～翌年春	近畿	22
宝暦3年(1753)4月～9月	江戸	23
安永5年(1776)3月～秋	全国	23
享和3年(1803)4月～6月	全国	27
文政7年(1824)春～秋	四国，近畿	21
天保7年(1836)6月より	近畿	12
文久2年(1862)4月～秋	全国	26

米修好通商条約が締結されるまで、海外との交流は限られていた。麻疹が常在できる人口の大きな都市は存在していたが、外国から持ち込まれた麻疹の流行は数ヶ月から一年くらいのちには消え去っていた。**表3**は、富士川游が江戸時代に発生した麻疹をまとめたもので、発生はもっとも短いもので一二年、もっとも長いもので四一年、平均二五年の間隔で起きていたことが分かる。

江戸での出来事を記した地誌『武江年表』に、江戸時代における麻疹の年次別の発生状況が断片的に述べられている[25]。以下、それらを追ってみる。

元和二年(一六一六)一〇月、麻疹流行とだけ記されている。

慶安二年(一六四九)三月には江戸で流行が起きた。宮城県登米郡の地方史には、「この年にハシカが流行った」と記されていることから、仙台にまで広がったと考えられる。

元禄三年(一六九〇)三月上旬に流行が起こり、翌年五月に終息した。男女老少、この病にかからないものはなく、余病として眼病を患うものも多かった。

宝永五年(一七〇八)の流行については、当時高名な医師、香月牛山《かづきぎゅうざん》が著書『牛山活套《ぎゅうざんかっとう》』に記している。現代文に直してみる。「秋から冬、さらに翌年の春まで、日本六〇余州おしなべて、麻疹が流行し、男女、老少を問わず、貴賤の区別なく多数の人が死亡した。私は、京の高倉の旅館で五三〇人あまりを治療し、一人も死ななかった」

『徳川実紀』と『隆光僧正日記』によれば、将軍徳川綱吉は年末に麻疹にかかり、年が明けて宝永六年(一七〇九)正月三日朝から発疹が出現した。八日には大分回復してきて、九日には回復を祝う酒湯《ささゆ》(コラム参照)の儀式が行われた。ところが、綱吉は酒湯の翌日一〇日朝、正月の餅を少し食べたのち、便意と腹痛で厠に行き、出てきた途端に急死してしまった。六四歳であった。医師で作家の篠田達明は、用便の最中に力んで食物塊をもどし、これが気道を塞いで窒息したと推定している。[26, 27]

享保一五年(一七三〇)一〇月には、九州で発生した麻疹が、京都で大流行を起こした。『泰平年表』*には、一二月五日に将軍家重の麻疹回復の酒湯が行われ、一二月二六日に中御門天皇(三〇歳)と霊元法皇(七七歳)が麻疹から回復して、御三家をはじめ諸大名が参内したと記されている。将軍吉宗は、牛乳を煮詰めて造ったチーズ様の醍醐と呼ばれる乳製品を好んでいて、そのために房州(千葉県)の牧場でインド産の白牛を飼育していた。そこで、白牛の糞を乾燥させて黒焼きにした「白牛洞《はくぎゅうどう》」という麻疹の特効薬を調製させ、早馬で京都に届けさせていた。冬には江戸に広がり、翌年まで流行は続き、仙台にも達した。なお、醍醐味はこの醍醐から生まれたという。

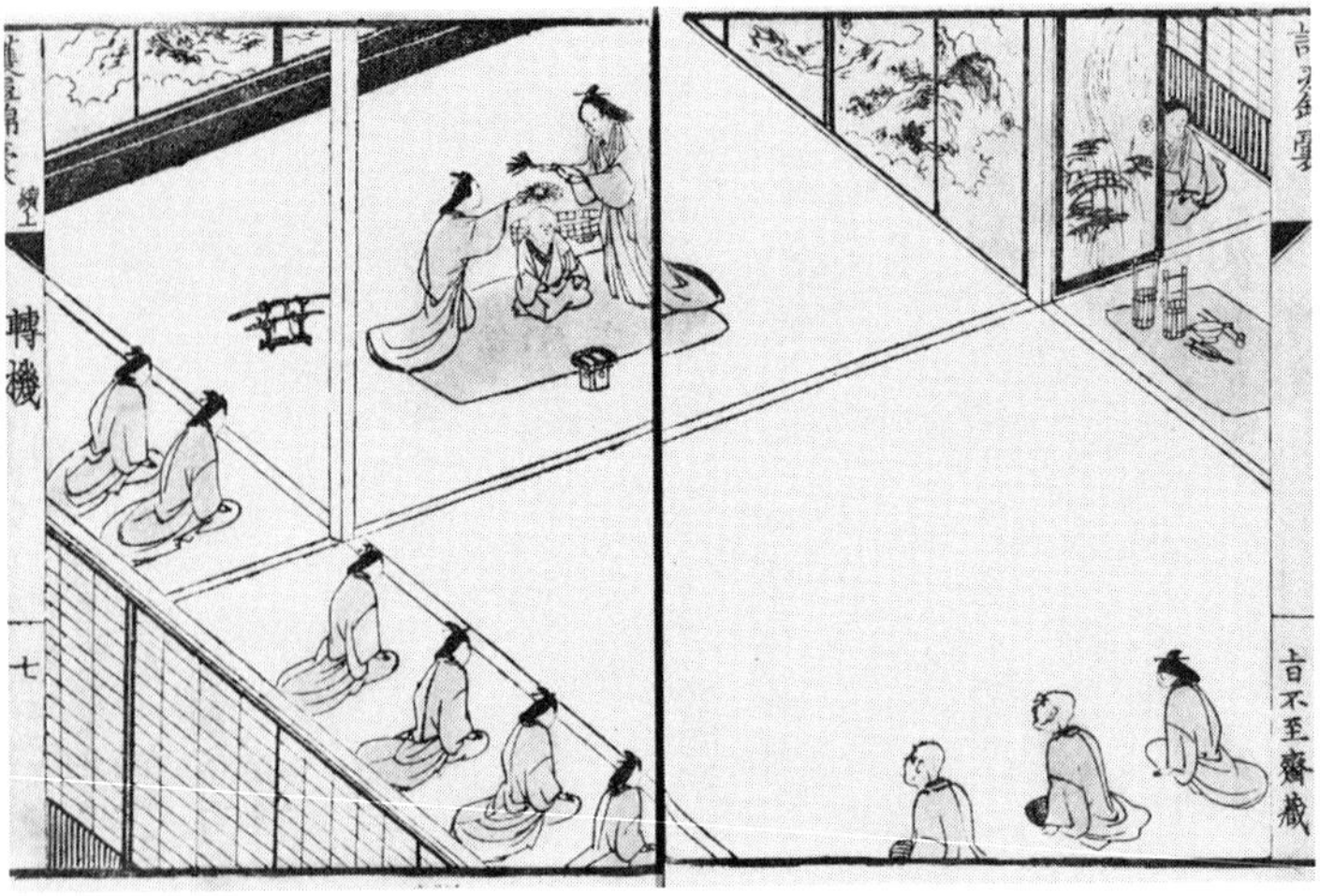

図 10　酒湯．石塚汶上『護痘錦嚢 3 巻』(国立国会図書館所蔵)

コラム●酒湯

酒湯は、初めは天然痘のかさぶたを早く落とすために行われていたが、そのうちに、順調な経過を祝う儀式になった。笹湯とも書かれている。中国、韓国の医書には、この方法の記述が見当たらないことから、日本で始まったものと考えられている(28)。

香月牛山が著した当時の代表的な育児書『小児必用養育草』(正徳四年(一七一四))には、「米の二番目のとぎ汁に酒を加えるか、ネズミの糞を二個ほど入れて沸かした薬湯で痘を洗い沐浴すると、かさぶたがよく落ちて病人は楽になる」という内容が述べられている。寛政七年(一七九五)には、「ささ湯」を「ささいの湯」と、軽い湯の意味に理解して、酒という由来を忘れて、酒を入れてはいけないと変わってきた。文政七年(一八二四)に描かれた図では、患者の頭上に桟俵（俵の両端につける円形の藁蓋）をかざし、熊笹で薬湯を振りかけている（図10）。
酒湯は、天然痘と麻疹の場合に行われていたが、寛政一二年（一八〇〇）には将軍家慶《いえよし》の水痘で酒湯が行われている。いずれも発疹を特徴とする同じ病気とみなされていたのであろう。
『泰平年表』には、明暦二年（一六五六）、将軍家綱が「御疱瘡（天然痘）御酒湯御祝儀」と書かれている。これが酒湯の記録としては、もっとも古い。綱吉は万治三年（一六六〇）に疱瘡の酒湯も受けている[29]。

宝暦三年（一七五三）四月にも、麻疹は九州でまず発生し、東に広がって、京都、大坂に到達し、夏から秋にかけて江戸で激しい流行を起こし、多数の死者が出た。秋には蝦夷地で死者が多く出た。安永五年（一七七六）の流行も、西南部から東南部へと広がっていた。三月に大坂で流行が起こり、月末には江戸に広がり秋まで流行は続いた。四月には将軍家治の日光参拝の大行列の移動があり、これが流行を広げた可能性があった。蝦夷地にも達していた。

享和三年（一八〇三）の二月初めには、長崎で患者が出て、四月から六月にかけて日本全国に広がった。これは朝鮮からの船が長崎に持ち込んだと伝えられている。重症者が多く、死者も多数出ていた。「江戸中の端《はし》からはしか一面にはやるは医者とあんまけんびき」という落書きが出た。翌年の文化元年（一八〇四）、江戸川柳に「麻疹で知れる傾城《けいせい》の年」という句が生まれた。傾城とは遊女のことで、麻疹にかからなかったことから、二七年前の流行の際には生まれていたことがばれてしまったのである。この流行では、麻疹の特効薬として、現在も風邪薬として用いられる漢方薬の升麻葛根湯《しょうまかっこんとう》などの買い占めが行われ、買い占めの禁止令が出された。

文政七年（一八二四）の流行は、前の年一一月に四国で発生し、一二月末から京都に広がった。二月には都全体での流行となった。秋まで続いたとの記録もある。多くは軽症だったと言われていた。天保七年（一八三六）には六、七月から京都と江戸で流行した。前回の流行からわずか一二年後で、これもまた、軽症で死亡する者は少なかった。前回の流行でかかった者はかからなかったことから、麻疹に違いないとされた。一〇月二二日に徳川家慶が麻疹にかかり、一一月三日に回復の酒湯が行われた。彼は、その時四三歳で、翌年一二代将軍になった。

一九世紀の五〇年あまりの酒湯の儀式の記録が残っていて、それによれば、江戸城の中の将軍家の人たちは、一般庶民とほぼ同じ時期に麻疹にかかっていた。これは、麻疹の伝播力の強さを物語っている[30]。

文久二年（一八六二）の流行は江戸時代最後のものとなった。二月頃、西洋の船が長崎に停泊した際に、病気を持ち込んで、これが京都、大坂に広がった。江戸では四月頃から流行し始め、六月末には猛威を振るった。これは、中国から江戸に戻った小石川の寺の僧侶が持ち込んだと言われている。患者は天保七年（一八三六）の流行でかからなかった者に多く、年長者では稀であった。この流行では、症状がとくに激しく、医師が薬を与えても、吐いたり、激しい咳が出て、手足が冷たくなった。烏《う》犀角《さいかく》は良い解熱剤とされていたが、用いすぎると、逆上して正気を失うことがあった。高熱のために、狂ったようになって水を飲もうと駆け出し、川に飛び込んだり、井戸に入って死ぬものも出ていた。貧富、男女の区別なくかかった。『江戸洛中麻疹疫病死亡人調書』には、江戸だけで七万五九八一名が死亡したと書かれている。しかし、同じ時期に各寺が申告した墓穴の数は、二三万九八六二穴であった。その年には、麻疹と同時にコレラに似た病気が流行したらしく、これらの数にはその影響も加わっていたと推測されている。『武江年表』では、「医者は巧拙をいわずして東西に奔走し、薬舗は薬種を選ばずして、商いはいとまなく、高価を貪《むさぼ》れるも多かるべし」と記され、寺院では葬式が途絶えることなく、日本橋の上を運ばれた棺が一日に二〇〇に達したこともあった。銭湯、床屋には客はなく、花街の娼妓もかかってしまい、客を迎えることはできなかった。長崎にいた蘭方医のポンペは、この年の麻疹は尋常なものでなく、発疹が消失したのちも、喉に義膜のようなものが残ると記しており、重症の経過をとったものが多かったと推測される(3、25、31、32)。

＊大野広城の編著で天保一二年(一八四一)に刊行されたもので、年表というより年代記である。徳川家康から家斉まで将軍一一代約三〇〇年間の史実を記録していて、『徳川実紀』と合わせて貴重な資料になっている。しかし、幕府の内情を公表するおそれがあるとして、大野は処罰され、販売した絵草紙屋もお咎めを受けた。

庶民の情報源となった錦絵　文久二年(一八六二)の大流行の際に、一〇〇枚以上の錦絵が版行された。これは、浮世絵師が書いたもので、「麻疹禁忌《まじない》」「麻疹養生伝」「麻疹養生之心得」「麻疹を軽くさせる伝」などの表題が示すように、麻疹を軽くするためのまじない、食べてよいもの、悪いもの、日常生活の摂生、病後の養生法、麻疹という病気の特徴などが書き添えられている。麻疹錦絵は一般庶民にとって、麻疹に関する貴重な情報源となり、飛ぶように売れたという。

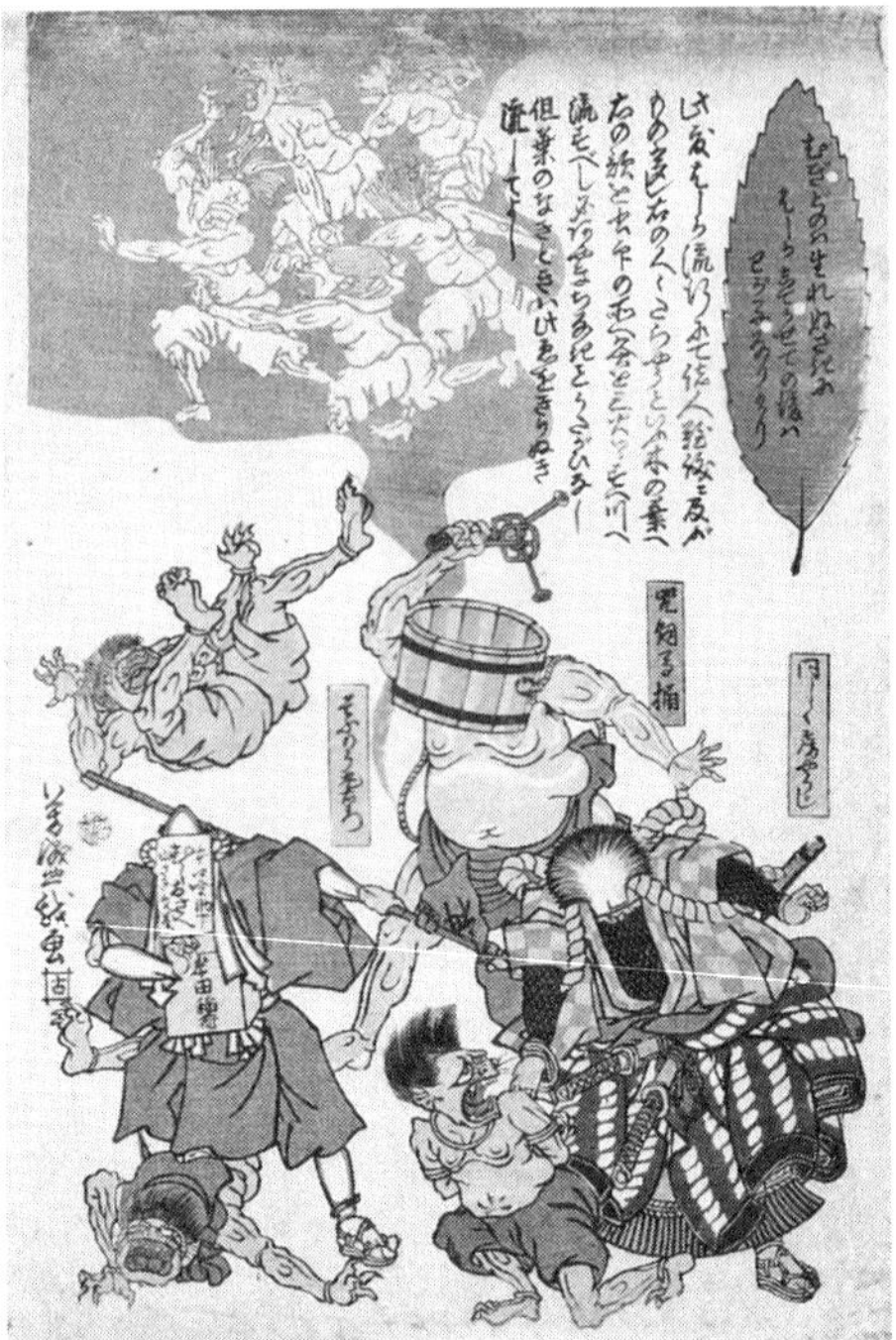

図11　麻疹錦絵(内藤記念くすり博物館所蔵)

浮世絵師の落合芳幾が描いた絵には、当時広く行われていたまじないが書かれている。右上に、タラヨウ*の葉の裏に「むぎどのは生まれぬ先にはしかしてかせての後はわが子なりけり」というまじないの歌が書かれている。当時、麻疹は胎内にある時に母親から受けた毒が原因という胎毒説が信じられていた。わが子は麻疹にかかったのち、発疹が乾いている。この家にはもはや麻疹にかかる者はいないと言っていたのである。右下には「房楊枝」、中央には「まじない飼馬桶」、左下には「そうりゅう丸右エ衛門」が、麻疹を懲らしめている様子が描かれている(図11)。

麻疹の心得と題した錦絵では、最初の症状は寒気、頭痛が強く、喉が渇いて、三日目に発疹が出て、四、五日は食事が出来なくなる。快方に向かう時は、養生がもっとも大切と説いている。

錦絵によってさまざまだが、食べてよいものとしては、大根、こうたけ、うど、にんじん、うどん、白うり、しそ、長芋、豆腐、昆布などがあげられており、食べていけないものとしては、生魚、塩魚、鶏肉、酒、餅などがあげられている。

麻疹を軽くする言い伝えとして、「はしかをば　かろく　するがの　ふじの　やま　いづれの　かみも　さわり　なすなよ」という歌が詠まれている。軽くすると駿河（するが）の富士の山と不死の病が掛詞になっている。

麻疹の際の禁忌としては、房事（性行為）、けがれ、不浄、風にあたること、体を冷やすこと、湿気のある所、立腹・心配、夜更かし、お灸、遠出、入湯、月代《さかやき》などがあげられている。これらの注意は、大人を対象としたものである。麻疹の流行の間隔が二〇年以上のため、子供だけでなく、多くの大人が麻疹にかかっていたのである。

「麻疹養生心得」「麻疹養生弁」など、いくつかの絵で病中禁物の期間が書かれていて、房事七五日、入湯七五日（または五〇日）、灸治《きゅうじ》七五日、酒七五日（または五〇日）、そば七五日（または六〇日）、月代五〇日となっている。七五日という長い日数が求められていたことは、麻疹回復後にも免疫力の低下による体調不良が続いていたのであろう。

医学的な特徴を述べたものとしては、「疱瘡、麻疹は一世一度病みて再度感ぜず、疱瘡は体内より上に発す、はしかは胎内の皮肉のあひだへ発するゆへ、三日はただ赤く一面に発するのみぞ」がある。ここでは、天然痘や麻疹は一度かかれば二度とかからないことと、両者の発疹の違いが述べられている[31、33]。

*インドで経文を書くのに用いられた多羅樹《たらじゅ》(モチノキ科の常緑樹)に似ていることから、多羅葉《たらよう》の名前が生まれた。裏面に先のとがったもので字が書けることから、ハガキの木とも呼ばれ、郵便局のシンボル・ツリーになっている。

日本の麻疹流行の特徴　江戸時代の麻疹は二〇年から三〇年の間隔で起きていた。五、六年置きに発生していた天然痘よりもはるかに低い頻度であった。同じ島国である英国では、麻疹は二、三年置きに流行しており、それとは大分異なっている。日本は鎖国していたので、侵入の機会が限られていたためであろう。医師は一生の間に二回くらい、多くてもせいぜい三回、患者を治療する機会があったに過ぎなかった。多くの医師は自分で治療した経験がなかった。

鎖国の下、海外からの船は長崎と対馬にだけ来航していたため、麻疹の流行は西から東へと移動していた。麻疹の流行は規則的ではなく、たまたま入港した船が持ち込んだ際に発生していた。江戸の人口は享保年間には一〇〇万人を超えていた。それでも麻疹は常在することなく消失していた。

文久二年(一八六二)の流行の際に、和泉郡(現・大阪府和泉市)で発生した患者の年齢別の分布が、日本の医学史の研究家であるピッツバーグ大学歴史学教授のアン・ジャネッタによりまとめられている(図12)。二五歳以下では九〇パーセント前後が麻疹にかかり、二六歳から三〇歳にかけて急激に患者数が減少している。このグラフは、天保七年(一八三六)の流行から二六年間、麻疹の流行がなかったことを示している。三〇歳以上で一〇パーセント前後の患者が発生していたが、これは、天保七年の流行を免れたものと考えられる。江戸時代の日本では、輸入麻疹による発生に限られ、麻疹が常在することはなかったのである。

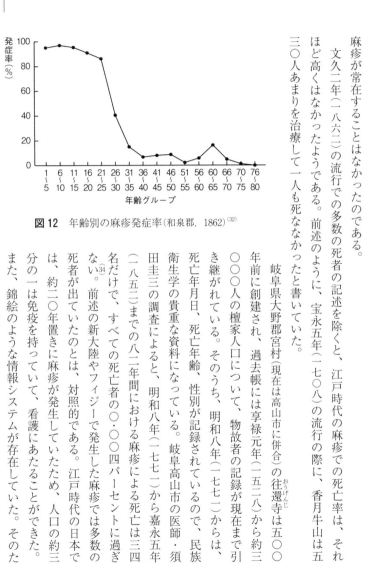

文久二年(一八六二)の流行での多数の死者の記述を除くと、江戸時代の麻疹での死亡率は、それほど高くはなかったようである。前述のように、宝永五年(一七〇八)の流行の際に、香月牛山は五三〇人あまりを治療して一人も死ななかったと書いていた。

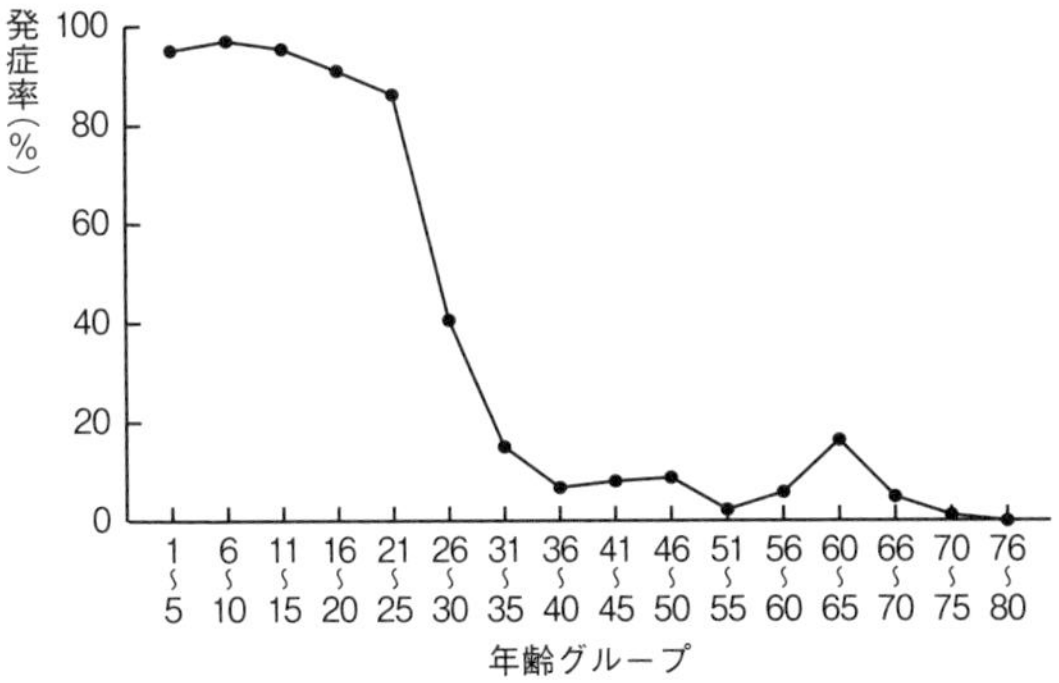

図 12 年齢別の麻疹発症率(和泉郡, 1862)[32]

岐阜県大野郡宮村(現在は高山市に併合)の往還寺《おうげんじ》は五〇〇年前に創建され、過去帳には享禄元年(一五二八)から約三〇〇〇人の檀家人口について、物故者の記録が現在まで引き継がれている。そのうち、明和八年(一七七一)からは、死亡年月日、死亡年齢、性別が記録されているので、民族衛生学の貴重な資料になっている。岐阜高山市の医師・須田圭三の調査によると、明和八年(一七七一)から嘉永五年(一八五二)までの八一年間における麻疹による死亡は三四名だけで、すべての死亡者の〇・〇〇四パーセントに過ぎない[34]。前述の新大陸やフィジーで発生した麻疹では多数の死者が出ていたのとは、対照的である。江戸時代の日本では、約二〇年置きに麻疹が発生していたため、人口の約三分の一は免疫を持っていて、看護にあたることができた。また、錦絵のような情報システムが存在していた。そのため、患者の多くが助かったと考えられる。

江戸などの大都市とは異なり、飛騨の山村では、流行は短期間に終わっていた。安永五年(一七七六)、享和三年(一八〇三)、天保七年(一八三六)の流行はいずれも三ヶ月で終息した。同じ村で、天然痘は二、三年間は続いており、それと対照的であった。

麻疹ウイルス、天然痘ウイルスともに強い伝播力を持っているが、麻疹ウイルスはエンベロープを持ったウイルスで、常温で数時間以内には死んでしまう。一方、天然痘ウイルスは乾燥状態では長い間生きている。一九七〇年代には、かさぶた中のウイルスが五年間も感染力を保っていたこともある。そのため、流行が収まっても、寝具や衣服などに付着したウイルスが生きていて、散発的な発生が繰り返されたのである。

明治時代に入って、海外との往来が盛んになった結果、麻疹は常在するようになった。しかし、明治一三年(一八八〇)に制定された伝染病予防規則は、コレラ、腸チフス、赤痢、ジフテリア、発疹チフス、天然痘の六種類をあげていて麻疹は対象になっていない。明治三〇年(一八九七)には、この規則に、パラチフス、猩紅熱、流行性脳脊髄炎、ペストが加えられて、伝染病予防法*になったが、ここにも麻疹は入っていない。麻疹は、軽い病気という誤った認識により、除外されていたのであろう。

*伝染病予防法は、一九九八年に感染症予防法に改訂され、麻疹は五類感染症として直ちに届け出ることになっている。

麻疹伝染説を唱えた断毒論　日本の医学は中国医学にもとづいていた。随・唐の医学では天然痘や麻疹などの疫病は、天地の五運六気の変化で起こるとされていた。人体は、木、火、土、金、水の五行の運行と風、熱、湿、火、躁、寒の六気の影響を受けており、疫病はそれが変化すること、すなわち、気象因子の影響で起こると考えられていた。気象因子の影響で起きる病気を、あらかじめ避けることはできないため、神仏にすがるしか方法がなかったのである。これは時疫説と呼ばれ、平安時代から鎌倉時代にかけて広く信じられていた。

一方、宋の時代になると、母親の胎内で、母親から汚れた毒を受けていて、これが天然痘や麻疹の原因になるという考えが生まれた。これは、胎毒説と呼ばれ、鎌倉時代から江戸時代にかけて広まっていた。

江戸中期に、香月牛山は、生まれつき体内に存在する胎毒に気象の影響が加わって病気になるという、時疫と胎毒の両説を合わせた考えを提唱し、これが明治時代の初期まで広く受け入れられていた。

これらの考えに対して、文化七年(一八一〇)、甲斐国(山梨県)市川大門村の医師、橋本伯寿は『断毒論』を刊行し、天然痘、麻疹、梅毒などが伝染性の病気であることを主張した。彼は、「麻疹は、昔から必ず西国から東国に流行していた。これは日本の毒気が病気を起こしているのではなく、外国の船が持ち込んでいるためである」「国中の人が皆、病気になれば、かかる人がいなくなって、病気はなくなる。また、しばらくすると、外国から伝来して流行する。その流行は、天然痘がひとつの国で皆がかかれば、ほかの国へ移り、しばらくすれば、またぐりくるのと変わりない」「八丈島で万寿二年(一〇二五)から承暦元年(一〇七七)までの五三年間流行がなかったことや、享和三年(一八〇三)に麻疹が伝わらなかったのは、外国から持ち込まれなかったためである」と述べている。それまで広く信じられていた胎毒や時疫が原因ではなく、形のある毒気が物理的に伝染すると考えたのである。彼は、長崎に遊学しており、そこで得た知識と、自らの観察からこの結論にいたったと推測される。

伯寿は、有形の毒であれば、それを避ければ、病気にはならないとして、避痘を提唱した。隔離避難である。安永五年(一七七六)の麻疹流行の際、妊娠中の伊豆国賀茂郡《かもごおり》加納村五右衛門の娘ふさは、妊娠した時、下田にいたが、麻疹が流行したので、蓮台寺温泉に移り、ここでも流行が起きてきたので、また、ほかに移るというように、転々と避難を繰り返して、麻疹にかからずにすんだ。享和三年(一八〇三)の麻疹流行の際には、甲州高室村高室五郎兵衛の妻が妊娠していたために、伯寿の勧めで、三ヶ月あまり一室にこもり、親元が麻疹から回復して日数が経ったので、そちらに移って、無事安産した。これらの例をあげて、伯寿は麻疹が伝染性であることを主張していた(35、36)。

4章 ワクチン誕生以前　観察から治療・予防へ

1．麻疹の医学的基盤をきずいた人々

麻疹と天然痘を初めて鑑別したラーズィー　ペルシアの医師アブー・バクル・ムハンマド・イブン・ザカリヤー・ラーズィー（ラテン語ではラーゼス）（図13）は現在のテヘラン近くの町で八六五年（八六四年の説もある）に生まれた。青年時代に音楽家だった彼は、錬金術師になり、アルコールを初めて発見していた。三〇歳の時にバグダッドで医学を学び、当時のサマニド朝で病院長として診療にもあたった。有名なエピソードとして、バグダッドで病院の建設地を探す際に、彼は肉片を市内の各所にぶらさげて、腐敗がもっとも遅い場所を選んでいた。

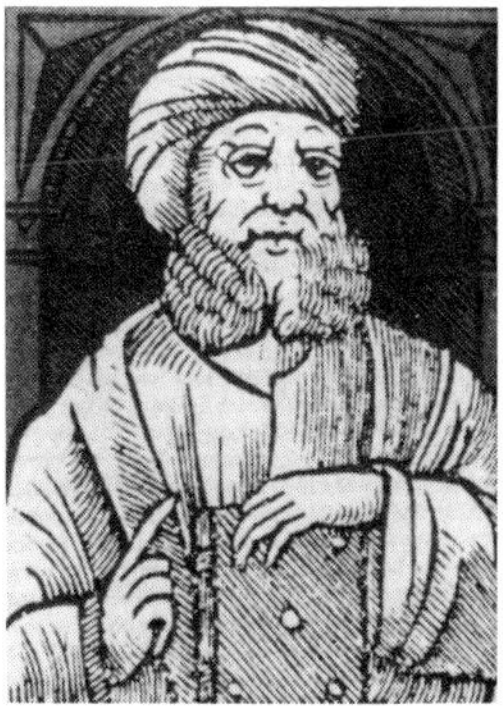

図13　ラーズィー

錬金術、医学、形而上学に精通していたラーズィーは、一八四冊の本を執筆した。九一〇年に出版された彼の最後の本は、『天然痘と麻疹に関する書物』であった。彼は次のように書いている。「天然痘は、血液が沸騰し感染した

結果、蒸気となって押し出される際に現れる。こうして、若い血液は熟した血液に変えられ、熟したワインの色となる。この時期に、天然痘はワインに見られる泡のような水疱となる。この病気は子供の時だけでなく、ほかの年代でも起こる。この最初の時期になすべき最善のことは、そこから遠ざけることである。さもなければ、流行になるかもしれない」。彼は、この病気が人から人にうつることを認めていた。そして、伝染病患者の隔離の必要性を指摘していたのである。天然痘から生き残った人がふたたびかからない理由も説明していた。これは、獲得免疫についての最初の理論であった。さらに、「天然痘が発病する前に発熱が続き、背中の痛み、鼻のかゆみ、不眠が起こる。主な症状は、発熱を伴った背中の痛み、全身がさされるような痛み、顔の充血、頬と眼の激しい発赤、むずむず感、喉と胸の痛みと、それに伴って呼吸困難と咳がでるようになり、口は渇き、唾液がねばつき、声がかれ、頭痛、興奮、心配、吐き気、不安に襲われる。興奮、吐き気、不安は天然痘よりも麻疹に多く見られ、一方、背中の痛みは麻疹の方がもっと強い」と述べている[37,38,39]。

ここで、ラーズィーが天然痘と麻疹を区別していることが分かる。両方に共通する症状は、持続する発熱、鼻のかゆみ、体全体のアレルギー、頬と眼の発赤、喉の痛み、胸の痛み、呼吸困難、咳、しわがれ声、頭痛、そして時折起きる卒倒であり、これらがすべて起こるとは限らない。一方、それぞれの病気に特有の症状として、背中の痛みは天然痘の方が強く、麻疹ではあったとしても軽い。苦痛、卒倒、不安は麻疹の方が多いとしている。

それまで、ギリシアとアラブの医師は天然痘と麻疹を同じ病気としていた。ラーズィーは、麻疹は天然痘の温和な形の病気として区別したのである。彼は麻疹の発疹のタイプと病気の重さの関連も認識していた。そして、ほかの多くのモスレムの医師と異なり、ギリシア、インド、シリアなどの医学の単なる翻訳者ではなく、自らの経験をもとに多くの理論や新しい見解を提唱していたのである。

ラーズィーの、麻疹を天然痘の温和なタイプとする考えは、一〇〇〇年にわたって受け入れられてきた。両者がまったく異なる原因による病気ということが明らかにされたのは、二〇世紀に入ってウイルス学が生まれてからである。

この本はヨーロッパで有名になり、ラテン語、フランス語、英語、ドイツ語に翻訳された。一四九八年から一八六六年の間に、ヨーロッパでは四〇回にわたって出版されたと伝えられている。もっとも広まったのは、一七二〇年頃で、この時期は、トルコ駐在の英国大使夫人、メアリー・モンタギューが人痘種痘による天然痘予防を英国で広め始めていた時期に一致する。

一九七〇年五月、世界保健機関（WHO）公報は、「彼の天然痘と麻疹に関する著述は、独創的かつ正確で、感染症についての最初の科学的論文である」と、ラーズィーを讃えた。

ラーズィーは、多くのギリシア、ヒンズーの医学論文に自らの臨床経験も加えた二三巻のエンサイクロペディアを執筆しており、彼の死後、『医学大全』という表題で一二七九年にラテン語に翻訳された。彼は、医学の多くの分野、とくに小児科と感染症の領域でのパイオニアであった。

麻疹の治療法を改善したシデナム　英国のヒポクラテスと呼ばれた医師、トーマス・シデナム（一六二四〜一六八九）（図14）は、病気をあるがままの状態で観察し、憶測をせずに、病気の全体像を描くことを基本姿勢としていた。そして、治療は自然の力にまかせ、医師はその自然の働きを強化または弱める立場であるとしていた。彼が一六七六年に出版した『医学の観察』は、そののち二世紀にわたって医学の標準的教科書となった。麻疹について彼は、その症状を克明に記載して天然痘と鑑別し、治療法を改善した。

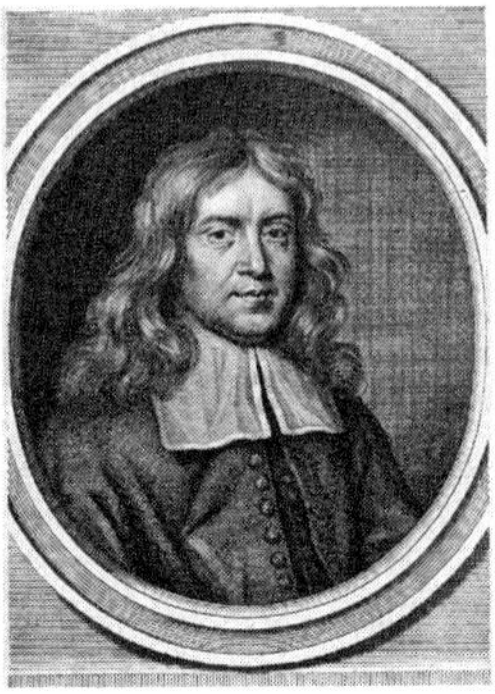

図 14　トーマス・シデナム

シデナムは、一六七〇年ロンドンで起きた麻疹の大流行の際の病態を克明に記載していた。「麻疹は主に若い子供がかかり、同じ屋根の下に住むすべての人に広がりやすい」「最初に火照る感じと悪寒で始まる。二日目には発熱と強い不快感、喉の渇き、食欲消失、白い舌(乾いたためではない)、頭とまぶたが重くなり、たえず眠気に襲われる。大部分の場合、鼻汁、涙などが発病のもっとも確実な徴候で、発疹よりも信頼できる」。ついで、麻疹の発疹が出現する。「四日または五日目にノミにさされたような小さな赤い斑点がひたいと顔一面に現れる」「六日目頃には斑点は、顔から下方にかけて荒れてかさぶたになり始める。九日目には全身がぬかを掛けられたようになる」。これらは、現在の教科書の記載にほぼ一致する。[2]

当時、天然痘や麻疹の治療には、加温療法が用いられていた。元々は、ヒポクラテスが提唱した、発熱は過剰の血液により生み出されるという理論にもとづいて、後世の医師が始めた伝統的治療法である。患者に汗をかかせれば熱が下がるとして、窓には毛布を釘で打ち付け、ドアを閉め切りにして、ストーブを焚き、患者を毛布でくるんだ。麻疹、天然痘ともに同じ治療法であった。

シデナムは、一六六六年に『発熱の治療法』を出版し、医師たちが行っている加温療法は患者にとって有害であると指摘し、正反対の低温療法を提唱した。窓を開け、ベッドカバーを軽いものに換えた。患者の家族は、多くは患者と同じ部屋で生活していたため、窓やドアを閉め切った部屋で麻疹や天然痘は容易に広がっていたのである。

一方でシデナムは、一〇〇〇年以上前から続いていた瀉血を推奨していた。これは、ヒポクラテスが主張した、人の健康は四つの体液(血液、粘液、黄胆汁、黒胆汁)が調和している状態で、そのバランスが乱れたのが病気であるという見解にもとづいて、二世紀にガレノスが、血液をもっとも重要な体液として、さまざまな病気に対して瀉血を推奨した時から普及し、一八世紀まで広く行われていた。シデナムは、「患者が肺炎になるおそれがある場合には、かよわい幼児であっても、瀉血をしなければならない。麻疹の後、下痢が数週間にわたって続くことがある。この場合、瀉血により早く回復することがある」と述べていた。このような荒っぽい治療は、裕福な家庭だけで行われ、一般庶民よりも裕福な人たちの方が麻疹で死亡することが多かった原因のひとつと考えられている[2、4、40]。

麻疹ウイルスを発見したゴールドバーガーとアッシュバーン　一八九七年、口蹄疫にかかった牛の口の周囲にできた水疱から採取した液体を細菌フィルターで濾過した濾液が牛に口蹄疫を起こすことが確かめられ、細菌よりも小さな濾過性のウイルスの存在が明らかにされた。この時からウイルス発見の時代が始まった。

一九〇〇年、キューバで米国のウォルター・リードとジェームズ・キャロルが黄熱ウイルスを発

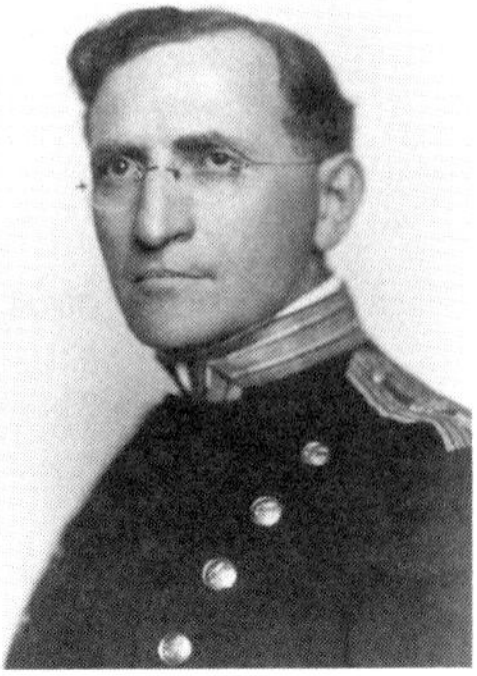

図15　ジョセフ・ゴールドバーガー（Frederick Murphy 提供）

見した。これは、黄熱患者の発病初期の血液を細菌フィルターで濾過したものを三名の志願者の皮下に接種した実験によるもので、二名が黄熱にかかった。これが最初に発見された人ウイルスである。次に発見された人ウイルスはポリオウイルスで、一九〇九年、オーストリアのカール・ラントシュタイナーが、ポリオ患者の脊髄の乳剤をサルに接種することにより発見した。

麻疹ウイルスは三番目に発見された人ウイルスである。米国の衛生研究所所長*ジョン・アンダーソンはジョセフ・ゴールドバーガー（図15）の協力を得て、麻疹の病原体の探索をいくつかの実験動物で試みていたが、すべて失敗していた。一九一〇年六月、彼らは、二頭のアカゲザルの腹腔内に麻疹患者の血液を接種したところ、一一日目に体温の上昇を認めた。しかし、患者のサンプルを採取できなくなり、次の実験は翌年、首都ワシントンでの流行まで待たなければならなかった。一九一一年四月から、三回にわたって、アカゲザルの腹腔内、皮下、心臓内、脳内などへの接種を試み、約半数のサルで、発熱または発疹の出現を認め、さらにサルからサルへ伝達できることも確かめた。患者の血液やサルの血液には細菌が含まれていないことが確認された。この成績は、「サルにおける実験的麻疹」という表題で一九一一年に発表され、麻疹研究の歴史で画期的なものとされている。[41]

*国立衛生研究所（ＮＩＨ）の前身。

麻疹の病態を免疫学的に説明したフォン・ピルケ　クレメンス・フォン・ピルケ（図16）は免疫学の分野ではアレルギーという言葉を創り出したことで有名であるが、麻疹の病態を免疫学の視点から初めて明らかにしたことは、あまり知られていない。

彼は、一八七四年、ウィーン郊外で男爵家の四男として生まれた。グラーツ大学で医学を学んだのち、一九〇〇年からウィーン大学小児科で臨床医として勤務した。一八九〇年、北里柴三郎とエミール・ベーリングの連名で「破傷風及びジフテリア免疫の動物実験」の論文が発表されて、免疫学が始まった時代であった。一八九四年には、ベーリングとパウル・エールリッヒにより、ヨーロッパ全土で猛威を振るっていたジフテリアの免疫療法が始められた。これは、ジフテリア菌で馬を免疫して作った血清を注射するものである。なお、抗体という用語はこの際にエールリッヒにより創り出された。

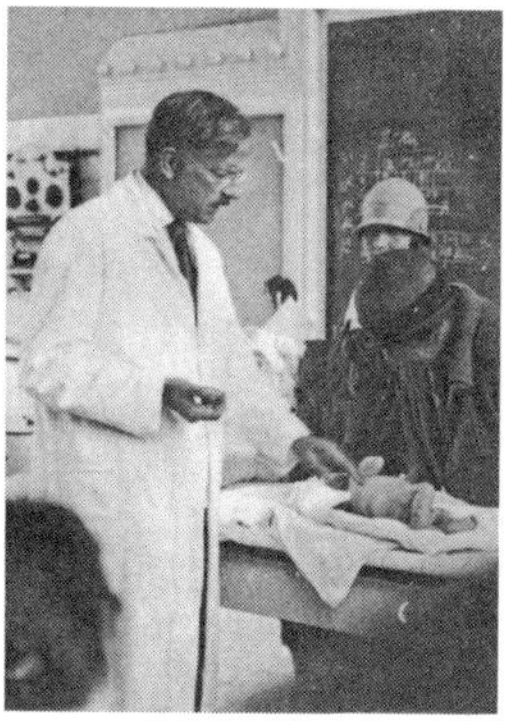

図16　フォン・ピルケ[43]

フォン・ピルケは、天然痘ワクチン接種を受けた人に、ふたたび天然痘ワクチンを接種した場合に、強い発疹が最初の接種の場合よりも短期間に出現する現象を、自分の腕に繰り返し種痘を行って確かめ、この過敏反応をアレルギーと呼んだ。彼は、馬血清を再度注射した場合に起こる血清病も同じものと考え、「種痘及び種痘アレルギー」という論文にまとめ、一九〇七年に発表した。さらに、ロベルト・コッホが結核菌から分離していたツベルクリンを皮膚に接種した場合に結核感染者で見られる発

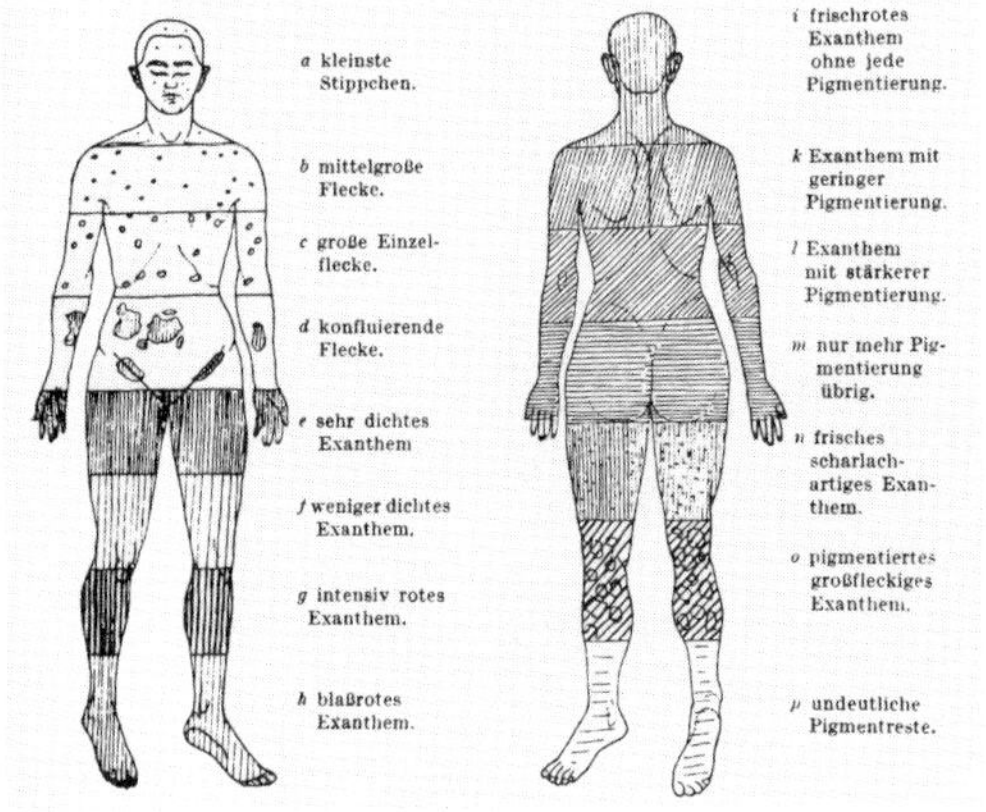

図 17　麻疹発疹のスケッチ[43]

赤もアレルギーによることを見いだし、これがきっかけとなって、ツベルクリン反応による結核の診断が行われるようになった。

一九〇七年一一月のブダペスト内科医協会で、フォン・ピルケは、麻疹にかかった結核患者では、ツベルクリン反応が陰性になるというサナトリウムの医師の指摘に注目した。この問題を慎重に検討した結果、彼は、結核にかかっている子供たちが麻疹にかかるとツベルクリン反応が約一週間は陰性になること、そして、麻疹にかかっている際には、結核の病状がしばしば進行することを一九〇八年に発表した[42]。現在では、麻疹ウイルスは、ヒト免疫不全ウイルス(エイズウイルス)とともに、リンパ球に感染して免疫抑制を引き起こす代表的なウイルスとみなされている。ウイルスによる免疫抑制の現象は、フォン・ピルケの観察が初めてであった。

フォン・ピルケは麻疹の発疹もアレルギー反応によると考えた。この仮説を証明するために、彼は四六名の麻疹患者について、発疹の現れ方を毎日観察し、最初は写真に撮っていたが、日を追っての状態をより正確に表せることから、スケッチすることにした(**図17**)。

一九一三年、彼は、麻疹の病原体は皮膚の毛細管内を運ばれる際に抗体に浸されて凝集して、皮膚の表面に沈着して発疹を引き起こすという結論を発表した。半世紀後に、オーストラリアの免疫学及びウイルス学の第一人者であったマクファーレン・バーネット（一九六〇年ノーベル賞受賞）は、フォン・ピルケのこの説に注目し、麻疹の発疹は麻疹ウイルスに対する細胞性免疫の担い手であるTリンパ球の作用により起こると、現代の免疫学の表現に書き換えている。

フォン・ピルケは死亡する二年前、「血清病という用語、アレルギー及び抗原—抗体反応という概念は、広く受け入れられるようになった。これらについて、膨大な論文が発表されるようになっており、かつて私が唱えた仮説や観察は無駄ではなかった」と述べていた。

一九二九年二月二八日、フォン・ピルケ夫妻が死亡していたのが発見された。検死の結果、青酸カリによる自殺と判定された。多くの研究成果が世界各国で高く評価されていたにもかかわらず、五五歳という若さで、事故死を装ってまで、自殺した理由は明らかでない(43)。

2. ワクチン以前の麻疹予防法

麻疹接種　ジェンナーの種痘が開発される以前、一七三〇年代から、天然痘の予防のために、天然痘患者の膿やかさぶたを接種する人痘種痘がヨーロッパで広がり始めた。一七五四年、イギリスの雑誌『ジェントルメンズ・マガジン』に、牛疫にかかった牛の血液を接種する牛疫予防法の記事が掲載された。この雑誌はイギリスをはじめ広くヨーロッパの知識階級が愛読していた。

前述のように、当時、麻疹と天然痘は同じ種類の病気と一般に受け取られていた。この記事を読

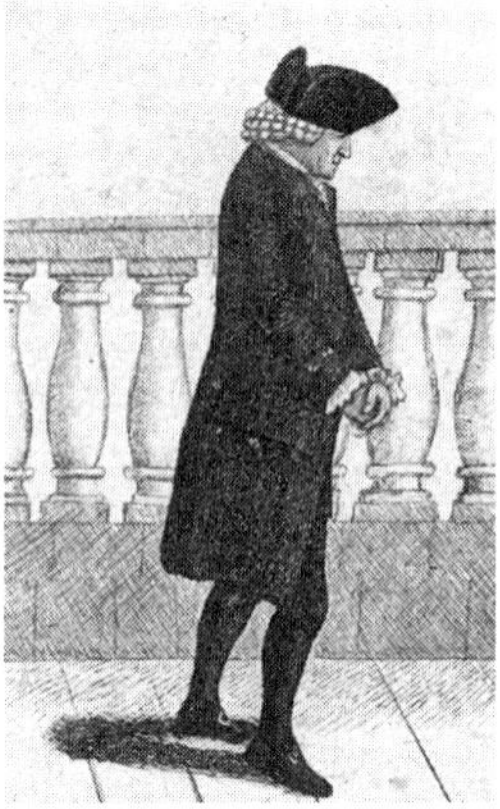

図18　フランシス・ホーム(National Portrait Gallery 所蔵)

んだ英国在住のハンガリー人医師ステファヌス・ウェズプレミは、牛疫予防法にならって麻疹の接種を試み、効果があったことを、翌一七五五年に発表した。同じ年、チャールズ・ブラウンは、エジンバラで麻疹が流行した際に、患者の発疹の部位を布地や木片でこすり、それをほかの人の皮膚になすりつけることを試みた。ウイルスが多量に含まれる天然痘のかさぶたと異なり、麻疹の発疹にはウイルスはほとんど含まれていない。そのため、この試みが成功したとは考えられない[44]。

一七五八年一二月にエジンバラでふたたび麻疹の流行が起きた。王立内科医協会会員のフランシス・ホーム(図18)は、麻疹接種を行い、翌年その結果を詳細に報告した。彼は理論的根拠として、「咳は、軽いものでも、しばしば悩ましいが、主に肺が感染を受けることで生じる。それゆえ、もしも皮膚だけに感染する方法を見つけることができれば、この症状はかなり和らげられるであろう」と考えていた。実験を始めて最初に遭遇した障害は、発疹の膿やかさぶたを用いる天然痘接種の場合と異なり、麻疹患者には膿やかさぶたがなかったことである。そこで、彼は血液に病気の原因物質が蓄えられていると考え、病気の最盛期である発疹が現れた直後、発熱がピークに達した時期の血液を一五名の子供に接種した。三名は鼻腔内に接種したが、効果は見られなかった。ほかの一二名には、皮膚につけた切り傷の上に、患者の血液を染みこませた綿を三日間乗せたままにしておいた。そのうち一〇名で麻疹に特徴的な発疹が、かなり規則的な間隔で、見いだされた。発疹が出なかった二名のうちのひとりは麻疹にかかったことがあった。発疹が出現した子供のほとんどでは、その前に発熱、結膜炎の症状、咳が起きていた。これらの症状は、接種後六ないし七日目、発疹出現の一ないし三日前に、もっとも多く見られた。全体として、これらの症状は非常に軽かった。これは、麻疹ウイルスが血液中に存在することを初めて証明したものである。

しかし、彼の血液接種法は、多くの医師により試みられたが、成功したという報告はわずかで、広く用いられることはなく忘れられていた。一五〇年近く経ってから、一九〇五年、ルードビッヒ・ヘクトーエンは、ホームのデータを詳細に検討した結果、自然感染では潜伏期が一〇日以上なのに対して、ホームの場合には短すぎるとして、彼が実験的に麻疹を伝達するのに成功したとは認めがたいと批判した。

一方、麻疹ウイルスの分離と麻疹ワクチンの開発を通じて麻疹ウイルス研究の基礎をきずいたジョン・エンダース(後述)は、一九六一年に「麻疹ワクチン接種：フランシス・ホームの再評価」という論文で、ホームの実験の内容を詳しく検討し、「彼の観察の鋭さ、考察の合理性と現代性、臨床的問題への実験的アプローチ、健全な懐疑主義に強い感銘を受けた」と述べて、ホームの業績を高く評価している[45]。

一九一五年、米国のハーマンは発疹が出る前の子供の鼻汁を四〇名の二ないし五ヶ月の幼児の鼻に接種した。五ヶ月の頃にはまだ母親からの抗体が残っている時期であり、一部、軽い発熱があった程度であった。四〇名のうち、四名は一歳を過ぎてから麻疹患者と接触したが、麻疹にかからなかった。一九二二年、彼は五ヶ月間に行った一六五名の幼児での実験の成績をまとめて発表した。七五名に接種し、四ないし八年間観察を続けた結果、麻疹にかかったのは五名だけであった(44)。

一九二一年、北里研究所の平石貞市と岡本京太郎は、発病初期の血液による獲得免疫の結果を報告した。同僚の子供四名を含む四四名の子供に患者の血液を一〇〇倍から一万倍まで希釈して〇・一ミリリットルずつ接種したのちに、希釈しない患者の血液による攻撃接種または自然感染した場合の発病状況を調べて、予防に適した血液量を定めたのである(46)。彼らの方法はパリで試みられ、ついでハンガリーでも行われた。この際には、幼児を対象として、希釈した白血球が接種された。八四九名が一回接種、四九三名が二回接種を受けた結果、五歳の時に一ヶ月間隔で三回接種する方式が推奨された。のちに、これら〝ワクチン〟接種を受けた子供を五、六歳まで追跡した結果、七九パーセントは麻疹にかからなかったと言われている(44)。

免疫血清による予防

一九世紀終わりには、北里柴三郎とエミール・ベーリングによる破傷風やジフテリアを免疫血清で治療する血清療法が始まっていた。麻疹でも免疫血清へ関心が向けられた。一九一六年、チュニジアの首都チュニスにあるパスツール研究所のシャルル・ニコルは麻疹回復者の血清一〇ミリリットルを注射することにより、一時的に麻疹に対する免疫が得られることを見いだした。しかし、予防効果は二、三週間で消失してしまった。そこで、ニコルは、免疫血清を注射した人に急性期の麻疹患者の血液を注射する方法を考案した。免疫血清とウイルスの同時注射である。これにより、長期間の免疫が得られたことから、英国の『タイム』誌は麻疹が制圧できる可能性を報道した[47]。

ニコルはのちに、発疹チフスがシラミで媒介されることを証明した業績に対して、一九二八年ノーベル賞を授与されており、記念講演で麻疹の予防の経験がその後の発疹チフスの予防の研究に役立ったと述べていた。

ニコルの免疫血清法による方法はさらに改良され、一九四〇年代には麻疹抗体が含まれる血清から抽出したガンマグロブリンの注射が広く用いられるようになった。ガンマグロブリンは、現在も、免疫不全などハイ・リスクの人がワクチン接種前に麻疹に暴露されたおそれのある場合に、発病を予防するために用いられている。

孵化鶏卵継代による麻疹ウイルスの弱毒化

一九三一年、アーネスト・グッドペイスチャーとアリス・ウッドラフが孵化中のニワトリ胚でウイルスを培養する方法を発表した。これは、それまで動物に頼らなければならなかったウイルスの実験を孵化鶏卵で行うという、画期的な技術となった。

スクイッブ医学研究所のジェフリイ・レイクとモーリス・シェーファーは麻疹患者のうがい液を細菌フィルターで濾過したのち、孵化鶏卵への継代を試みた。漿尿膜や胚組織にははっきりした変化が見られなかったが、その乳剤をアカゲザルに接種すると麻疹特有の発疹が現れることを確認した。そこで、別の患者の血液の孵化鶏卵での継代を試み、二九代目の材料を二頭のアカゲザルに接種したところ、白血球の若干の減少以外に症状は見られず、ウイルスの毒性が弱まったことが推測された。一九四〇年頃には、多数の子供に接種したところ、少数の子供では軽い麻疹のような症状が見られたが、麻疹にさらされた際に、感染を防げなかった。レイクは、毒性が弱くなりすぎたためにワクチンでは効果が得られなかったと指摘していた(48)。

5章 人体実験、研究剽窃、そして根絶への道のり

1．エンダースにより始められた麻疹ワクチンの開発

麻疹ウイルス研究に入るまでの紆余曲折　ジョン・エンダース（図19）がウイルス学研究の道に進んだのは、三〇歳代と遅かった。彼は、一八九七年、コネチカット州の銀行頭取の息子として生まれた。一九一四年にエール大学に入学し、第一次世界大戦の最中は空軍の教官となり、一九二〇年に卒業した。父親の銀行に入社し不動産部門にかかわったが、興味が持てず、英語の教師になることを目指してハーバード大学に入学して、英文学とゲルマン・ケルト文学を四年間研究した。

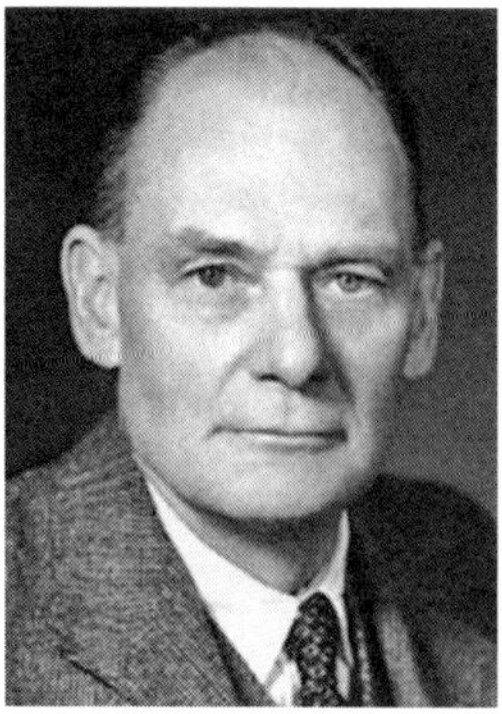

図19　ジョン・エンダース（Frederick Murphy 提供）

ニューヨーク・ブルックリンのアパートで、エンダースはオーストラリア人の微生物研究者の卵のヒュー・ワードと同室になった。彼は、カリスマ的存在の細菌学・免疫学教授ハンス・ジンサーの学生であった。エンダースは、自分のエール大学時代と同様に、ボート選手だっ

たワードと、すぐに親しくなった。彼の実験室に付いていって、細菌培養の培養液を交換するのを見せてもらい、顕微鏡を覗いたのがきっかけになって、細菌の世界にすっかり魅了されてしまった。そして、進路を変えて、ジンサーの研究室での博士課程に入った。一九三〇年に細菌によるアナフィラキシーと過敏症の研究で学位を取得したのちは、講師として細菌の毒性と宿主抵抗性の研究などに従事した。

一九三七年、ハーバード大学で実験用の猫の間で猫ジステンパーが広がり多くの猫が死亡した。彼は、同僚のウイリアム・ハモンと共同でこの病気の原因の解明に取り組み、これが骨髄を冒すウイルスによる病気であることを明らかにした。このウイルスは、現在、猫汎白血球減少症ウイルスと呼ばれている。

一九三九年、第二次世界大戦が始まった際、米国政府は第一次世界大戦時に多数の米陸軍の兵士がムンプス(おたふくかぜ)による睾丸炎になって戦闘活動に支障を来したことを重視して、ムンプスの予防対策を重要課題に取り上げ、ハーバード大学と国立衛生研究所(ＮＩＨ)に研究を依頼した。ハーバード大学ではエンダースが担当し、一九四一年には、ムンプスウイルスを感染させたサルの唾液腺の乳剤を診断抗原とした血清診断法を開発した。一九四五年には、ホルマリンで不活化したワクチンを開発し、さらに、ニワトリ胚を通過させて、ムンプスウイルスの弱毒化を試みていた。

第二次世界大戦直後の一九四六年、五〇歳近くなって、まだ無名に近かったエンダースはボストン小児メディカル・センターに感染症研究室の設立をまかされた。ここで、戦前から彼の助手をつとめていたトーマス・ウエラーとフレデリック・ロビンスを加えた三人のチームで、ムンプスなどのウイルスをニワトリの胚組織で培養する研究を始めた。

一九四八年、たまたま中絶した胎児の組織が入手できたので、以前から凍結保存してあったポリオウイルスに感染したマウスの脳乳剤を加えて培養を試みた。彼の研究室は国立小児麻痺財団の資金をもらって研究を行っていたこともあって、ポリオウイルスの研究に集中した。それまでポリオの研究は神経組織を用いて行われていたが、エンダースは、ポリオウイルスの増殖の場は腸管組織と考えていた。その仮説は正しく、種々のヒト組織の培養を用いて、ポリオウイルスの試験管内培養に初めて成功した。一九五四年、ウイルス研究の標準的方法として組織培養の技術を進展させた功績に対して、彼らはノーベル賞を与えられた。[49]

麻疹ウイルスの分離　エンダースは麻疹の克服を重要な課題と考えていた。ポリオウイルスの研究の過程で、組織を消化酵素のトリプシンでばらばらにして培養する細胞培養の技術を確立したことで、彼は一九五三年、麻疹ウイルスの分離の研究を始めた。トーマス・ピーブルスが患者のサンプル採取をまかされた。彼は、第二次世界大戦で四年間海軍のパイロットとして勤務したのち、マサチューセッツ総合病院のインターンを終えたところであった。

エンダースは、それまでの麻疹ウイルスの研究で用いられてきたサルではなく、ヒトの細胞培養が必要と考えていた。その頃、同僚の脳神経外科医が、先天性の水頭症の乳幼児の手術を行っていた。この病気は、脳脊髄液が頭蓋腔内にたまるために起こるもので、脳に小さな孔をあけてプラスチック・カテーテルを挿入し、それを皮下を通して尿道につなげ、髄液を尿と一緒に流す手術が行われていた。この際に、片側の正常に働いている腎臓が取り除かれており、エンダースは健康な腎臓が捨てられるのがもったいないとして、それを譲り受けて細胞培養に用いることにしたのである。

一九五四年一月、休暇中のピーブルスは、ボストン郊外のフェイ・スクールで麻疹が発生したとの知らせを受け取った。この学校は、男子だけの全寮制であった。ピーブルスは校長の許可を得て、発病した少年たちから血液とうがい液を集めることにした。少年たちに、「君たちは科学の最前線に立っている。私たちは、麻疹ウイルスを増殖させようとしている。これは、初めての試みで、もし、これに成功すれば、君たちの名前は我々の発見の科学論文に掲載される。ちょっと痛いかも知れないが、進んでやってもらえるだろうか?」と言ってサンプルを採り始めた。

最初の二週間ほどは、ウイルスをつかまえられなかった。二月八日、デイヴィッド・エドモンストンという名前の一三歳の少年がお腹のけいれん、吐き気とともに、発疹が顔から胸、腹部、背中へと広がった。体温が四〇度に上がった時の血液を培養したヒト腎臓細胞に接種したところ、七日目に奇妙な変化が出てきた。それまで、ウイルスでこのような変化を彼らは見たことがなかった。ポリオウイルスの場合には細胞が丸くなって死んでいったのだが、これは、細胞の境界が消えて細胞同士が融合した大きな塊となり、その中に多数の核が存在していた。染色してみると、多核巨細胞と呼ばれる病理変化によく似ていた。この培養液を新鮮な培養細胞に接種すると、同じ変化が現れた。培養液を細菌フィルターで濾過しても、巨細胞が形成された。こうして、巨細胞は、ウイルスによる細胞変性効果と確認され、ウイルスはエドモンストン株と命名された(図20)。

エドモンストン・ウイルスに麻疹から回復した人の血清を加えて新鮮な培養細胞に接種してみる

と、細胞変性効果は見られなかった。一方、発病初期の血清では、このような中和効果は見られず、回復期血清の中和効果は、麻疹の進行の過程で産生された麻疹抗体によることが明らかにされた。

　エドモンストン・ウイルスが麻疹ウイルスであることをさらに確認するために、エンダースはサルでの実験を試みた。最初、少数のサルに接種してみたが、とくに症状は出なかった。そこで、二〇頭あまりのサルの血清を調べてみると、大多数のサルがエドモンストン・ウイルスに対する中和抗体を持っていた。これらのサルは、研究室で飼育中にすでに麻疹または類似のウイルスに感染していたものと考えられたので、合衆国空軍に頼んで、フィリピンやマレーシアで捕獲直後のサルを、

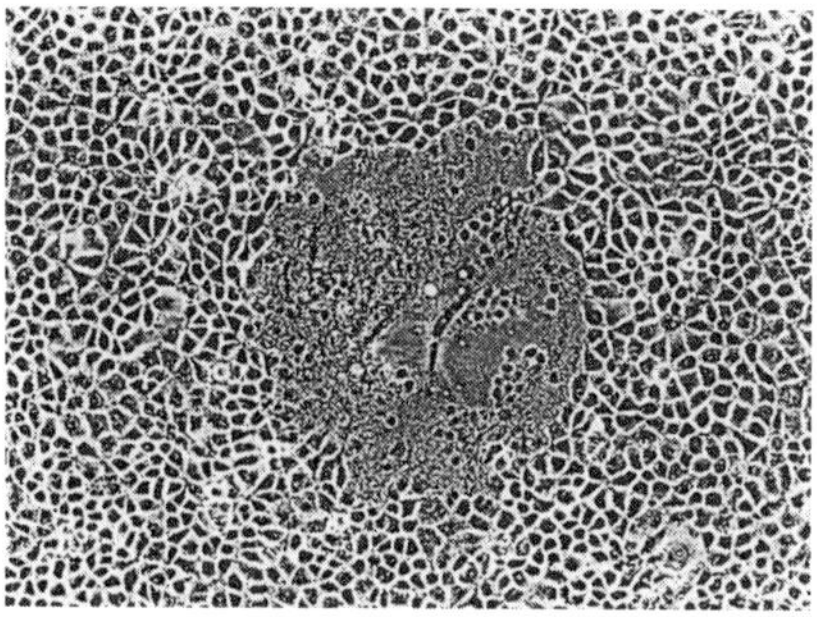

図 20　正常細胞にとり囲まれた巨細胞

最初は一〇頭、ついで約五〇頭送ってもらったところ、これらでは中和抗体は見いだされなかった。

　抗体が陰性であることを確かめたサルにあらためてエドモンストン・ウイルスを接種したところ、四日から五日目に血液中にウイルスが出現した。七日目から一一日目にかけて、白血球が減少し、麻疹に特徴的な発疹が顔や胴体に現れた。

　間違いなく、エンダースは麻疹ウイルスを分離していたのである。エドモンストン株は代表的な麻疹ウイルスとして、その後の麻疹の研究を支えている[50、51]。

　ピーブルスが約束したように、エドモンストンの名前は論文に載り、有名になった。成人してからの彼は、一時期ハイスク

ールで科学を教えた後、大工となりヒンズー教の団体に属していたが、自分のことを思索家と呼んでいた。そして、麻疹ワクチンで自分が果たした役割に特別な誇りは持っていなかった。一九七八年に生まれたエドモンストンの子供は麻疹ワクチンの接種を受けていなかった。エドモンストンにインタビューした新聞記者アーサー・アレンによれば、彼の妻は公衆衛生学修士の学位を持っていて、ワクチン接種を受けない方が息子の免疫機構にとってより健全と考えていたという(51)。

弱毒麻疹ワクチンの開発

エンダースは、エドモンストン株を用いて麻疹ワクチンの開発を始めることにした。彼はポリオウイルスの分離でノーベル賞を受賞はしたものの、ポリオワクチンの開発にはほとんどかかわっていなかった。最初のポリオワクチンは、ジョナス・ソークがサルの腎臓細胞で増殖させたポリオウイルスを不活化したものであった。これは、一九五五年四月に承認され、全米でワクチン接種が始まったが、その二週間後にワクチン接種後の麻痺例が報告された。ワクチン史上有名なカッター事件で、ホルマリンによるポリオウイルスの不活化が不十分で、ワクチンに生きたウイルスが含まれていたため、二六〇名の子供で麻痺を起こしたものであった。この事故は、ワクチンを製造したカッター社の過失によると認定されたが、エンダースは、ソークの不活化方法に問題があったと考えていた。

エンダースは、麻疹ワクチンでは、直接自分が手を下して、ソーク・ワクチンのような失敗がないよう、慎重を期して開発を進めるつもりであった。

最初の問題は、ヒトの細胞培養系であった。水頭症の治療法は改良され、彼の同僚の脳神経外科医は、もはや、腎臓の摘出手術を行っていなかったのである。エンダースのチームには、小児感染症の専門家サミュエル・カッツ、ユーゴスラビアから来た科学者ミラン・ミロバノビッチが加わっていた。エンダースは、道路を挟んだ向かい側のボストン産院で捨てられていた胎盤に目をつけた。「あの胎盤の中には、すばらしい羊膜（胎盤を包む膜）がある。あれを使おう」と。ミロバノビッチとカッツが胎盤をもらってきて、羊膜をはがして、トリプシンでばらばらにした細胞を培養した。羊膜は子供の体にはもはや存在していない。本来の増殖の場ではない環境に慣れれば、麻疹ウイルスの毒性は弱まるだろうと、エンダースは考えていたのである。

最初、この羊膜細胞でエドモンストン・ウイルスは増えなかった。そこで、ヒト腎臓細胞で二四代植え継いだのちに、ふたたびヒト羊膜細胞に接種したところ、今度は増殖し、巨細胞が出現するようになった。ヒト羊膜細胞で二八代植え継いでいる間に巨細胞の出現は二、三週間かかっていたものが、四、五日に短縮した。ウイルスが羊膜細胞でよく増殖するようになったもので、これは、ウイルスの順化と呼ばれる現象である。

エンダースは、麻疹ウイルスにかかるのは人間だけなので、麻疹ウイルスの毒性は人以外の動物に順化させれば、さらに弱まると考えていた。一九三〇年代には、マックス・タイラーが孵化鶏卵で弱毒黄熱ワクチンを開発していた。そこで彼は、孵化鶏卵での継代を試みることにした。孵化鶏卵培養法を開発したグッドペイスチャーは、孵化鶏卵にウイルスを接種する場合、ウイルスの侵入・増殖の特性に合ったニワトリ胚の部位を選ぶことが重要と主張していた。エンダースは、エドモンストン株が羊膜細胞に順化したのであれば、ニワトリ胚の羊膜でも増えるのではないかと考えた。孵化鶏卵の羊水の中で、期待どおりエドモンストン・ウイルスは、胚を殺すことなく、増殖した。孵化鶏卵で合計六代植え継いだところで、トリプシンで消化したニワトリ胚の培養細胞に接種したところ、四代までは細胞に変化は見られなかったが、五代目になって巨細胞が出てきた。

継代が一四代になったところで、マレーシアで捕獲したばかりの麻疹抗体陰性の一〇頭のサルで試験することになった。八頭にニワトリ胚継代ウイルスを接種し、二頭には対照として接種しなかった。八頭のサルに発熱、発疹といった症状は見られず、血液中に麻疹ウイルスは検出されなかった。これらの成績は、ニワトリ胚継代ウイルスがサルで毒性が弱まったのか、もしくは、サルでは増えなかったという、両方の可能性を示していた。弱毒ウイルスになったのであれば、麻疹抗体が上昇しているはずである。その答えとなる抗体の検査結果が確認されたのは、一九五七年六月一七日である。当日、エンダースは運がよいようにと、古いフェルトの帽子をかぶった。帽子コレクターであった彼のげん担ぎである。八頭のサルのすべてで抗体が検出された。これらのサルに、毒性のあるエドモンストン・ウイルスを血管内と鼻に接種してみたところ、サルにはとくに変化は見られなかった。弱毒ウイルスになって、発病を阻止したことが推測された。これらの成績は、一二頭のサルで、同じ実験を繰り返して、確認された。エンダースは、「いつウイルスの毒性が弱まったのかは明確でないが、おそらくヒト羊膜細胞またはニワトリ胚細胞での継代中に起きたものと思われる」と語っていた。こうして作出された弱毒ワクチンを人体で試験することになった[52]。

自らを実験台にするという昔からの伝統にしたがって、まず研究チームのメンバーにワクチンを接種したところ、副作用は見られず、抗体が産生されていた。そこで、エンダースとカッツは州立フェルナルド・スクールに協力を求めることにした。ここは、小頭症、ダウン症、脳性麻痺など、重度心身障害児の療育施設で、しばしば麻疹の流行が起きていて死亡例も出ていたため、試験には最適の場所であった。

一方、このような施設での臨床試験には重要な倫理的問題があった。すでに一九四七年には、人を対象とした医学研究のためのニュールンベルク綱領が発表されていた。しかし、この綱領に盛られたインフォームド・コンセント（説明にもとづく同意）は、米国では一九六〇年代までほとんど行われていなかった。この施設でも一〇年前には、治療とは関係ないアイソトープによる試験が、家族に告げずに子供に対して行われたことがあった（コラム参照）。

このような時代であったが、カッツは試験の内容を試験に参加するすべての子供の両親に説明し、両親の同意の書面のない子供にはワクチン接種は行わないことをはっきり告げていた。インフォームド・コンセントを行っていたのである。

一九五八年一〇月一五日、カッツは一一名の心身障害児に、エンダース研究室で作製したワクチンを接種した。すべての児童で抗体が産生された。しかし、八名で発熱、九名で軽い発疹の症状が見られた。カッツは、これらの症状は、突発性発疹のようなものでとくに問題はないとみなしていた。彼は、「もっとも著しい臨床所見は、熱や発疹が出ている間でも、体から力が抜けるといったことは起こらなかった点である。子供たちは皆、普通どおりの元気さと食欲で、いつものとおりにやってきた」と述べていた。

一九六〇年二月、カッツはニューヨークのウイローブルックの知的障害者の学校で二三名の子供にワクチンを接種し、別の二三名には対照としてなにもしなかった。ここは、定員四〇〇〇名の知的障害者のための州立の学校であった。ここで、ワクチン接種から六週間後に麻疹が発生し数百人が発病し四名が死亡した。ワクチン接種を受けた子供はひとりも発病しなかったが、接種を受けなかった子供の多くが発病した[53、54]。

エンダースはワクチンの特許をとらなかった。彼のワクチンに大きな関心を示した人で適格と判断した場合には、ワクチン、血清、培養細胞と、すべてを分与していた。「彼の態度は、より多くの人がこの問題に取り組めば、より早く解答が得られる、というものだった」とカッツは語っていた。その結果、短期間の間に、多くの大学グループがワクチンの研究を始め、米国の七つの製薬会社や海外の会社がワクチンの製造を始めた。一九六〇年六月のニューイングランド・ジャーナル・オブ・メディシンには、接種試験成績について八編の論文が発表された[55]。

コラム●人間における医学実験のための国際規範

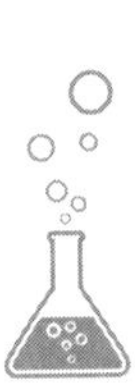

医学領域には、ヒポクラテス以来の歴史に根ざした「医の倫理」があったが、これは医師の道徳的義務や医師・患者の関係に重点を置いた規範であった。このような医師主導ではなく、患者の自己決定権を重視した生命倫理の国際的規範として、一九四七年八月に公表されたニュールンベルク綱領がある。これは、かつてナチスの時代に医学の名のもとに行われた非人道的な人体実験への反省に立って、人を対象とした医学研究の基本原則を倫理綱領としてまとめたものである。

ここでは、実験対象者への説明とその同意を得ることが求められている。インフォームド・コンセントである。

この原則を土台として、一九六四年、いわゆる「ヘルシンキ宣言」が採択された。正式には、「人を対象とする生物医学(バイオメディカル)研究に携わる医師のための勧告」で、人を対象とした医学実験に関する国際レベルでの倫理的指針として、フィンランドのヘルシンキで開催された第一八回世界医師会総会で承認された。一九七五年に世界医師会の東京改訂が出され、人体実験計画がヘルシンキ宣言に合致しているかどうか、独立の委員会で審査を受けなければならないことが明記された。米国では一九七四年に連邦政府の倫理審査委員会が設置基準を作成した。日本では、国連・国際医学団体協議会の国際指針案が発表された一九八二年に、東京大学医科学研究所(医科研)にわが国初の国際指針にもとづく倫理審査委員会が設置された。私は二代目の委員長をつとめた。[56]

ガンマグロブリンを併用した初期のワクチン　モーリス・ヒルマンは、ウォルター・リード陸軍研究所のウイルス・リケッチア部長ジョセフ・スマーデルのもとで、ソークのポリオワクチンの臨床試験の際の血液検査を行う一方、最初の効果的なアデノウイルス・ワクチンを開発していた。一九五七年、彼は製薬企業メルク社にウイルス研究部長として移った。その直後、香港で発生したインフルエンザが大流行となる危険性をいち早く見抜き、二〇〇〇万人分のワクチンを製造した。これは、二〇世紀における二回目のパンデミックになったアジア風邪である。その功績に対して、彼は国防省から殊勲十字章を授与されていた。

ヒルマンがメルク社に来た時には、エドモンストン・ウイルスをホルマリンで不活化したワクチンの開発が行われていた。しかし彼は、不活化ワクチンには批判的で、弱毒生ワクチンの実用化に取り組んだ。

米国では当時、年間平均四万八〇〇〇人の麻疹による入院患者のうち、四〇〇〇人が脳炎、七〇〇〇人がけいれんを起こし、二〇〇〇人が脳の障害や難聴になっていた。後遺症も問題になっていて、麻疹による大きな被害が続いていたため、ヒルマンのかつての上司スマーデルは実用化を急がせた。スマーデルは、ＮＩＨ生物製剤部部長*として、米国におけるワクチン分野の最高責任者になっていたのである。

しかし、ヒルマンは二つの難しい問題を解決しなければならなかった。一つは強い副作用である。前述のように、エンダース研究室のワクチンは、発熱、発疹、時にはけいれんを起こしていた。カッツはあまり問題にしていなかったが、全国民を対象としたワクチンとしては、安全とはいえなかったのである。ヒルマンはヒトガンマグロブリンについて豊富な経験を持っていた小児科医のジョセフ・ストークス・ジュニアに協力を依頼した。一九三〇年代半ば、ストークスは、ポリオの回復者の血清から調製したガンマグロブリンがポリオの流行に対して防御効果があることを明らかにしていた。第二次世界大戦では、軍医総監の特別顧問として、肝炎回復者の血清の投与により数多くの米軍兵士の感染を防いでいた。この業績に対して、彼は文民として最高の大統領自由勲章を授与されていた。

ストークスはエンダース・ワクチンと同時に少量のヒトガンマグロブリンを接種することにより、ワクチンの副作用を和らげることを提案した。ニュージャージー州の女性受刑者の更生施設、クリントン・ファーム乳児院は、この試験を行うのに理想的であった。ここの保育所には赤ん坊が多数いた。ストークスとヒルマンは、六名の子供にエンダース・ワクチンを接種し、別の腕に少量のガンマグロブリンを同時に接種した。発熱した子供はなく、一名に軽い発疹が出ただけであった。この成績に勇気づけられて、彼らは数百人の子供で試験を行った。二、三年間に得られた成績では、ワクチン単独接種で八五パーセントあった発熱は五パーセントに、五〇パーセントあった発疹は一パーセントに減少していた。

もう一つの問題はワクチンが癌を引き起こす可能性である。一九一一年にロックフェラー研究所のペイトン・ラウスは、「腫瘍細胞から分離された因子によるニワトリの肉腫」という論文で、ラウス肉腫ウイルス（RSV：Rous sarcoma virus）がニワトリに癌を起こすことを報告していた。これは、最初に発見された癌ウイルスである。長い間、この報告は信用されていなかったが、一九五〇年代になって、マウス白血病ウイルス、ついで、猫白血病ウイルスが発見された。論文発表から半世紀後、存命中のラウスは、八六歳でノーベル賞を受賞した。一九六〇年代初めには、米国のニワトリの約二〇パーセントはニワトリ白血病ウイルスに感染していることが明らかになっていた。ワクチン・ウイルスを増殖させる場となる、ニワトリの胚細胞にもニワトリ白血病ウイルスが感染していた。このウイルスが人に癌を起こす証拠はなかったが、癌ウイルスが含まれるワクチンを子供に接種することにヒルマンは反対であった。

最初、彼は自分のところで、ニワトリ白血病ウイルスに感染していないニワトリを繁殖させることを考えたが、製薬会社には、そのようなノウハウはなかった。そこで、友人のウェンデル・スタンレーに相談した。スタンレーはタバコモザイクウイルスの結晶化に成功して一九四六年、四二歳でノーベル賞を受賞していた。カリフォルニア大学バークレー校のウイルス研究所所長をつとめていたスタンレーは、バークレー近くのキンバー農場を紹介した。

当時、スタンレーの研究所のハリー・ルビンと大阪大学微生物病研究所から留学していた花房秀三郎**は、ＲＳＶがニワトリ胚細胞を癌化するメカニズムを研究していた。ＲＳＶをニワトリ胚細胞に接種して顕微鏡で見ると、細胞が癌化して塊（フォーカス）を形成するのである。ところが、ニワトリによっては、フォーカスができないものがあり、それを抵抗性誘導因子（ＲＩＦ：resistance inducing factor）と名付けたが、さらに調べた結果、ＲＩＦはニワトリ白血病ウイルスそのものということを発見した。ニワトリの胚細胞はニワトリ白血病ウイルスに感染していても、なんの変化も起こさないため、ＲＳＶを接種してフォーカスが出現すれば、そのニワトリがニワトリ白血病ウイルスに感染していないと判断できる。この検査法を彼らは、ＲＩＦテストと命名し、これにより彼らは自分たちの研究のために、ニワトリ白血病ウイルスに感染していないニワトリ集団を、キンバー農場で作り出したところであった。運良く、白血病ウイルス・フリーのニワトリを飼育している世界で唯一の農場があったのである。

国立予防衛生研究所（予研、現・国立感染症研究所）で麻疹ワクチンの国家検定主任をつとめていた私の研究室では、国家検定に提出される麻疹ワクチンにニワトリ白血病ウイルスが含まれていないことを確認するために、一九六五年、キンバー農場からこの卵を輸入することになった。そして、一ドル三六〇円当時、空輸代金を含めて一個一五〇〇円という高価な卵を用いて、ＲＩＦテストを行った。そののち、日本でも白血病ウイルス・フリーのニワトリが作出されている。

ヒルマンは早速、キンバー農場にでかけ、農場長にここのニワトリを売ってほしいと頼んだ。しかし、これらのニワトリは研究用であって、売ることはできないと断られた。ついで研究部長のもとへ連れていかれたが答えは同じであった。あきらめて帰り掛けたヒルマンは、ふと立ち止まって、研究部長に出身地を尋ねた。言葉の訛りに懐かしさを覚えたためである。答えはヘレナであった。ヒルマンはマイルズ・シティの出身で、どちらもモンタナ州である。同郷ということが分かりヒルマンは一羽一〇〇ドルで分けてもらえることになった。そして、メルク社に養鶏舎を建て、その卵を用いてワクチンが製造された。このエピソードを紹介したワクチン学者で小児科医のポール・オフィットは、「もしも、ふたりが同じモンタナの出身でなければ、ワクチンの実用化はかなり遅れただろう」と述べている[54]。

一九六〇年一二月から、メルク社は六〇〇名の五ないし六歳の子供について、麻疹ワクチンの臨床試験を始めた。子供たちは、片方の腕にワクチン、反対側の腕にガンマグロブリンの接種を受けた。対照の子供は、効果がないことが分かっていた不活化ワクチンの一回接種を受けた。

メルク社のワクチンは一九六三年三月に承認された。そののち、ほかの五社の生ワクチンも相次いで承認された。一方、同じ年に二社の不活化ワクチンが承認されたが、これは、後述のように異型麻疹の問題が起きて、一九六七年には市場から姿を消した。

*日本の国立感染症研究所と同様に、ワクチンの検定基準の作成から国家検定といったワクチンの品質管理を担当していた。なお、この業務は現在、食品医薬品庁（FDA）に移されている。
**花房は、RSVから癌遺伝子を初めて発見し、のちに文化勲章を受章している。

単独接種できる弱毒麻疹ワクチン　第二次世界大戦の最中、ドイツ軍の潜水艦乗組員であったアントン・シュワルツは、捕虜になっていた。戦争終結で、彼は捕虜収容所からまっすぐシンシナティ小児病院のアルバート・セービンの研究室に連れてこられた。セービンは、のちに全世界で使用されることになった経口ポリオワクチンの開発中で、シュワルツは低温培養でウイルスを弱毒化する方法を学ぶことができた。

ダウケミカル社の傘下のピットマン・ムーア社に移ったシュワルツは、エドモンストン・ウイルスの弱毒化に取り組んだ。通常、ウイルスの培養は三七度で行われているが、シュワルツは、ポリオワクチンの場合にならって三二度の低温で八五代継代した結果、弱毒ウイルスを作出した。これは、メルク社のワクチンのように、両腕に接種するという煩雑さはなく、単独接種することができる第二世代麻疹ワクチンとして、一九六五年に承認された。

一九六六年には、ロサンゼルスでは、市場の三分の二はシュワルツ・ワクチンが占めるようになった。

ヒルマンもシュワルツと同じく、三二度の低温培養により高度弱毒化ワクチンを開発した。これは、モラーテン・ワクチン*と命名され、一九六八年に承認された。ヒルマンがシュワルツのアイディアを真似したことは明らかであった。当時、シュワルツ・ワクチンのウイルスを盗んだのではないかという疑いも掛けられた。しかし、ヒルマンは二〇〇四年に死亡するまで、この疑いを否定していた。

二一世紀のゲノムの時代になって、麻疹ウイルスの全遺伝子の塩基配列が決定され、比較してみたところ、全部で一万五〇〇〇あまりの塩基のうち、シュワルツ・ワクチンとモラーテン・ワクチンの間では、わずか一六塩基が違っていただけであった。疾病制圧予防センター（CDC）の麻疹ウイルスの専門家、ポール・ロタは、継代歴が異なる両ワクチンが、ほとんど同一の遺伝子構造を示していることは驚くべきことと述べている。暗に盗用を示唆したのであろう。[57]

＊モラーテン（Moraten）は、「More attenuated Enders（より弱毒化したエンダース）」のアンダーラインをつなげたもの。

異型麻疹の出現　普通、麻疹では発疹はまず体幹や顔面に現れ、ついで四肢の末端へと広がる。ところが、一九六五年頃、不活化ワクチン接種を受けた子供が麻疹にかかった場合には、四肢の末端から発疹が広がるという異常な病態が見いだされ、時には肺炎や中枢神経障害が見られることが報告された。これは、異型麻疹と呼ばれ、不活化ワクチン接種後に麻疹にかかった子供の約二〇パーセントで見いだされた。不活化ワクチンの予防効果は短期間でほとんど消失していて、残っている抗体は、防御ではなく、むしろ病気を促進すると現在は考えられている。[58,59]

不活化麻疹ワクチンは異型麻疹が見いだされたために、米国では一九六七年には市場から姿を消した。すでにシュワルツ・ワクチンが市場に出ており、ついでモラーテン・ワクチンも承認されたため、これらワクチンの単独接種に切り替えられた。

異型麻疹は、不活化ワクチン接種が病気を逆に促進する可能性を持つことを初めて示したものである。これは、現在も重要な課題で、たとえば、小児の重要な病気であるＲＳ(respiratory syncytial)ウイルス感染や世界人口の半数以上が感染リスクにさらされているデングウイルス感染に対するワクチンも同じ問題を抱えているため、いまだに実用化されていない。

日本における麻疹ワクチンの開発

エンダースによる麻疹ウイルス分離が報告されてから、世界各国で麻疹ウイルスが相次いで分離され、それを用いたワクチン開発が行われた。日本でも、大阪大学微生物病研究所(阪大微研)の奥野良臣は豊島株ウイルスをニワトリ胚細胞で、伝染病研究所(現・東京大学医科学研究所)の松本稔は杉山株ウイルスを牛の腎臓細胞で継代して、弱毒ワクチンを開発した。一九六一年には麻疹ワクチン研究会が結成され、翌年からワクチンの臨床試験が全国的規模で行われた。これらのワクチンもエンダース・ワクチンと同様に高い発熱という問題を抱えていた。最初、ガンマグロブリンの併用が検討されたが、発熱を軽くすることはできたものの、使用法が煩雑で、またガンマグロブリンの供給量も不足していたため、集団接種には不適当と判断された。そこで、まず不活化(Killed：K)ワクチンを接種して軽い免疫を与えたのち生ワクチン(Live：L)を接種するというＫＬ方式が採用され、生ワクチン、不活化ワクチンがともに一九六六年に承認された。一九六七年には約一〇〇万人の子供がワクチン接種を受け、とくに問題になる副作用は見られなかった(60, 61)。

しかし、その頃には米国で異型麻疹の問題が起きていた。日本では、ＫＬ方式だけでなく、ＫＫＬ、さらにはＫＫＫＬというように、不活化ワクチンを二回または三回接種する医師もいた。その方が、発熱などの副作用が起きなくなり、親に喜ばれていたが、実際には、不活化ワクチンによる免疫が、生ワクチンのウイルスが増えるのを阻止していた。

日本では、幸い異型麻疹の発生は見られていなかったが、単独接種できるワクチンに切り替えることになった。

阪大微生物病研究会(阪大微研会)は、麻疹ウイルス田辺株をニワトリ胚の漿尿膜(ＣＡＭ：chorioallantoic membrane)に順化させて、単独接種できるＣＡＭワクチンを開発した。武田薬品はシュワルツ・ワクチンの毒性をさらに弱めたワクチンを開発した。厚生省の支援を受けた麻疹ワクチン研究協議会は、一九六八年から一九六九年にかけて、ＣＡＭワクチンとシュワルツ・ワクチンについて臨床試験を行い、その結果を受けて、両ワクチンが一九七〇年に承認された。一方、北里研究所(北研)は、毒性を弱める前のエドモンストン・ウイルスをエンダースから譲り受け、それを羊の腎臓細胞で低温培養することによって、ＡＩＫ-Ｃワクチンを開発した。このワクチンの開発には、次のような背景があった。

当時、予研麻疹ウイルス部の私の部屋に、イランのラーズィー・ワクチン・血清研究所*の副所長ホセイン・ミヤシャムシイが日本での麻疹ワクチンの製造や検定について学ぶために滞在していた。彼は、ニワトリ白血病ウイルス・フリーのニワトリはイランでは入手できないので、羊を利用する可能性を考えていた。そこで部下のナザリが派遣され、北研の牧野慧の研究室で研修を受けることになった。彼から羊腎臓細胞は麻疹ウイルスに感受性を持っているかとの質問を受けた牧野は、研究室員の佐々木縈子とともに、羊腎臓細胞への麻疹ウイルス接種実験を行った結果、感受性があることを確かめた。そこで彼らは、エドモンストン・ウイルスを羊腎臓細胞の低温培養で継代した結果、弱毒ウイルスを得ることができた。これをさらにニワトリ胚細胞で増殖させたワクチンが開発された。牧野は、これをアメリカのA、イランのI、北里のK、ニワトリ(chicken)のCをつなげて、AIK-Cワクチンと命名した。このワクチンは、CAMワクチンやシュワルツ・ワクチンよりも弱毒になっていて、一九七五年に承認された(62)。

＊アラビアのヒポクラテスと呼ばれた医師ラーズィー(前述)の名前をつけたこの研究所は、一九二五年に牛疫対策のために設立されたもので、中東における人体用と動物用ワクチンの研究と製造の中心になっている。所長は大臣がつとめることになっていて、ミヤシャムシイが実質的所長であった。私はテヘラン郊外の彼の研究所を訪問したこともあったが、一九七九年のイラン革命で音信は途絶えてしまった。

2. 麻疹の排除へ向けて

麻疹排除計画の発足　ワクチンによるウイルス感染との闘いは、戦略的に見ると達成状態のレベルによって、制圧、排除、根絶の三つの段階に分けられる。

第一段階の制圧は、ワクチン接種により、ウイルス感染の発生頻度や激しさを無害なレベルにまで減少させることができた状態をいう。第二段階の排除は、ウイルス感染の発生は阻止できたが、ふたたびウイルスが侵入するおそれがあるため、ワクチン接種を続けなければならない状態である。第三段階の根絶は、ワクチン接種を中止しても、もはや感染が起こらない状態を指す。これが達成されたのは、天然痘と牛疫だけである。天然痘は一九八〇年に世界保健機関（ＷＨＯ）により、牛疫は二〇一一年に国連食糧農業機関（ＦＡＯ）と世界動物保健機関（ＯＩＥ）*により、それぞれ根絶宣言が発表された。なお、牛疫ウイルスは前述のように、麻疹ウイルスの祖先と考えられているものである。

根絶に必要な条件は、人にだけ感染し、ほかに宿主動物がいないこと、症状が特徴的で判断できること、効果的なワクチンが存在することである。これらの条件が揃えば、ワクチンにより人の間での伝播を阻止することにより、ウイルスは存続できなくなり、根絶できる訳である。麻疹ウイルスも宿主になるのは人だけである。麻疹も天然痘と同様に、ワクチンは単一のタイプで予防できる。インフルエンザのように、毎年、異なるワクチンを使用する必要はない。

天然痘根絶のゴールが見えてきた一九七四年、ＷＨＯは予防接種拡大計画に根絶可能なウイルスとして、麻疹ウイルスとポリオウイルスを取り上げた。一九八九年には、世界的麻疹制圧対策を進めることを合意し、翌年に開かれた「世界子供サミット」で、麻疹排除を目指して、麻疹ワクチン接種率を高めるための具体的内容が決定された。それは、ワクチン接種前の時期と比較して、一九九五年までに患者の発生率を九〇パーセント減らして死亡率を九五パーセント減らすこと、さらに二〇〇〇年までにワクチン接種率を九〇パーセントに高めることであった。そして、麻疹排除の目標はＷＨＯの六つの地域（米大陸、ヨーロッパ、アフリカ、東南アジア、西太平洋、東地中海）でそれぞれ

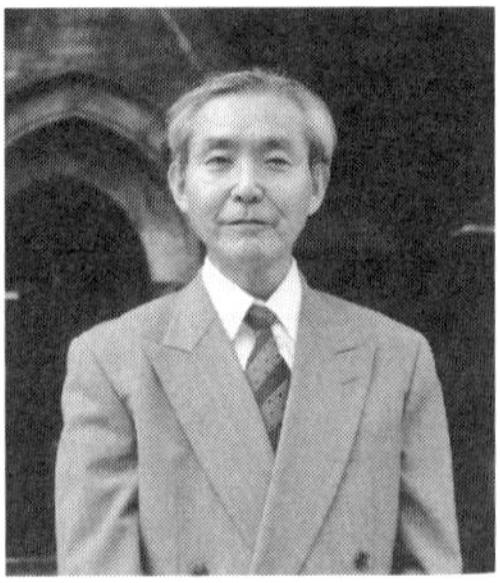

図21　小船富美夫

設定されることになった。

＊以前は国際獣疫事務局と呼ばれていた。

麻疹の排除の確認を可能にしたB95a細胞　ワクチンにより麻疹が排除できても、世界のいたるところで麻疹は発生している。そのため、海外で麻疹にかかって潜伏期の人が国内にウイルスをしばしば持ち込んでいる。しかし、麻疹ウイルスの分離は非常に難しく、麻疹ウイルスに対する感受性がもっとも高いヴェーロ細胞に患者のサンプルを接種しても、ウイルスの分離には一〇日以上かかり、それでもかならず分離できるとは限らなかった。排除の目標は立てられたものの、国内に常在した麻疹ウイルスと海外から輸入された麻疹ウイルスの鑑別はできなかったため、排除を確認する手段がないまま、排除計画は立案されたのである。

ちょうど、その年に朗報がもたらされた。予研の小船富美夫（図21）がB95a細胞の開発を報告したのである（コラム参照）。これは麻疹ウイルスに対して、ヴェーロ細胞の一万倍以上の感受性を示していた。この細胞により、野外で流行しているウイルスを容易に分離できるようになった。

ＷＨＯの麻疹排除計画の中心になっていたＣＤＣウイルス・リケッチア部をはじめ、世界各国の研究所にB95a細胞が配布されて、流行している麻疹ウイルスが続々と分離された。

一九九八年、ＷＨＯ専門家会議は世界各地でB95a細胞により分離されたウイルスの遺伝子構造を比較して、一五種類の遺伝子型*(A1, B1～2, C1～2, D1～6, E, F, G, H)に分類した。これにより常在していた麻疹ウイルスと海外から持ち込まれた麻疹ウイルスの区別が可能になった。

この結果を受けて、二〇〇三年のＷＨＯの専門家会議により、麻疹排除の定義が「広大な面積と十分な人口が存在する地域に麻疹ウイルスが常在的に伝播しなくなり、海外から持ち込まれても、伝播は持続しない状態」と定められた。

排除が宣言された国でも、麻疹は発生している。たとえば、日本は二〇一五年に排除が確認されたが、その翌年一〇〇名を超える発生が起きた。しかし、患者から分離されたウイルスは、日本に常在していた遺伝子型ではなかったため、海外から持ち込まれたウイルスによるものと判断された。B95aシステムが開発されたことによって、麻疹排除計画は具体的に進み始めた。

*現在は二四種類になっている。

コラム● B95a細胞

小船は私が予研に在籍していた一九六〇年代後半から、サルでの麻疹の発病機構を一緒に研究していたが、エドモンストン・ウイルスのように、人の腎臓細胞やヴェーロ細胞で長年にわたって植え継いできたウイルスではサルは病気にならなかった。それから二〇年以上、彼は患者から直接、毒性のあるウイルスを分離する手段を検討していた。一九八七年、同僚が研究に用いていたB95-8という細胞に出会った。これは、南米産の小型のサル、マーモセットのリンパ球から樹立された細胞株である。マーモセットはサルの中でも、とくに麻疹にかかりやすく、麻疹ウイルス接種で致死的感染を起こすことが報告されていた。そこで、麻疹患者の喉の拭い液をB95-8細胞に接種してみたところ、驚いたことに二四時間経たないうちに、麻疹ウイルスに特有の巨細胞の変化が現れた。

通常、細胞培養は、培養シャーレの底全面に細胞が張り付いた、一層の細胞シートの状態で行われる。ところが、B95-8細胞は浮遊状態で培養されているため、小船は、培養シャーレの底にわずかに張り付いていた細胞を集めて、シートを形成する細胞株を作り出し、B95a*細胞と名付けた。これで、顕微鏡による観察が容易になった。一九八四年から集めていた一五名の麻疹患者の喉の拭い液から、ウイルスは四日以内に分離された。患者の喉から放出されるウイルス量が時には一〇〇万感染単位にも達することも明らかにされた[63]。

B95a細胞で分離された麻疹ウイルスは、サルで発疹やリンパ球数の著しい減少といった症状を引き起こした。野外の麻疹ウイルスの毒性を保っていたのである。当時、小船ウイルスと呼ばれた、このウイルスによりサルでの麻疹の発病機構の研究も可能になった。

*a：adherent（張り付く）の頭文字。

麻疹排除の達成状況　一九九四年、南北米大陸では、二〇〇〇年までに麻疹を排除する目標を立てた。米国では二〇〇〇年に排除が達成された。最後に残ったのはブラジルで、二〇一三年に起きた流行が一年以上続いていたが、集中的な対策の結果、二〇一五年七月の発生が最後になり、二〇一六年九月、南北米大陸での排除が宣言された。

一九九七年には、東地中海地域での麻疹を二〇一〇年に排除する目標が設定されたが、のちに二〇一五年に変更された。

二〇〇二年には、ヨーロッパ地域での麻疹を二〇一〇年までに排除する目標が立てられた。しかし、二〇一〇年までに発生がゼロになった国は八カ国にとどまり、あらためて排除の目標を二〇一五年に延期した。しかし、二〇一四年から二〇一五年二月までの時点で二万二〇〇〇人を超す患者が発生していて、さらにワクチン接種を拡大することになっている。

二〇〇三年には、日本を含む西太平洋地域で二〇一二年までに排除する目標が設定された。二〇〇八年までに三八加盟国のうち、二四カ国で排除されたとみなされた。日本では、二〇〇三年当時はワクチン接種率が七〇パーセントを下回っており、約七〜八万人の患者が発生していた。ワクチン接種キャンペーンが始められ二〇〇五年には接種率が九〇パーセントを超えた。二〇〇七年に一〇〜二〇歳代で麻疹が流行したことを受けて、「麻疹に関する特定感染症予防指針」が策定され、ワクチン接種が促進された結果、二〇〇八年に一万人を超していた患者報告数は二〇一四年には四一三人に減少した。日本国内で流行しているウイルスは遺伝子型がD5のものであるが、これは二〇一〇年五月を最後に検出されていない。二〇一五年三月、WHOは日本で排除が達成されたと認定した。

二〇〇八年には、アフリカ地域における二〇一二年までの目標として、二〇〇〇年と比較して麻疹による死亡を九八パーセント減少させ、各国で人口一〇〇万人あたりの年間麻疹発生数を五例に抑えるためにワクチン接種を強化することが決定された。そして、二〇一一年には、二〇二〇年までに排除を達成することが合意された。

東南アジア地域では、二〇〇三年から二〇一三年までの一〇年間にワクチン接種率は六七パーセントから七八パーセントに上昇し、麻疹による死亡は人口一〇〇万人あたり五九人から一六人へと減少していた。そこで、麻疹を二〇二〇年までに排除する目標が決定された。この地域における幼児は三五〇〇万人で、全世界の二六パーセントを占めており、ここでの麻疹の排除は、地球規模での麻疹根絶を達成するために肝要である。

これらの対策で、全世界での麻疹による死亡は、二〇〇〇年に五四万四〇〇〇人であったのが、二〇一三年には、一四万六〇〇〇人と、七五パーセント減少した。しかし、多くの発展途上国、とくにアフリカとアジアでは麻疹は普通に見られる病気で、毎年、二〇〇〇万人以上が感染している。麻疹による死亡の九五パーセントは、医療体制が脆弱な低所得国で起きている。

WHOの二〇一三〜二〇一六年の調査によれば、毎年全世界で麻疹が発生している。とくに春は一月あたり三万〜四万人の患者が現れる。地域的には南米、北米を除いて、日本など排除された国々を含む世界各国で発生し、とくに東・南アジアや中央アフリカに多い。麻疹の世界的排除のゴールはまだ見えていない。(64〜70)

麻疹ワクチンの新しい接種法　発展途上国における麻疹の排除のために、麻疹ワクチン接種法を改良して、普及させる試みが進んでいる。麻疹ワクチンの効果は一〇〇パーセントではないため、集団の中でのウイルスの広がりを阻止するには、二回接種して集団の中で九二～九五パーセントに免疫が与えられる状態が求められている。一回目は一歳前後、二回目は小学校入学前後に行われる。接種は皮下注射によるが、この方法で発展途上国の子供たちに広く接種するには、いくつかの問題がある。

第一に、凍結乾燥したワクチンを無菌的に溶解して安全な注射を行うのに必要な訓練を受けた人間が不足している。第二に、ほとんどの発展途上国では、ワクチンは五人から一〇人分が一本の瓶に含まれている。これを溶解したのち、すぐに接種しなければ、ワクチンの力価は一時間以内に半減する。第三に、注射器が汚染していると、血液を介した病気をうつすおそれがある。これらの問題を解決するために、WHOは二〇一二年、麻疹ワクチンのエアロゾル投与プロジェクトを始めている。

このプロジェクトでは、溶解した液状のワクチンまたは粉末状のワクチンを噴霧して肺に送り込むことが検討されている。液体または粉末のための噴霧器が考案されていて、インドでは第一相臨床試験が終わっている。(71、72)

6章 混合ワクチンが巻きおこした波紋

1. 麻疹・ムンプス・風疹ワクチンの開発

麻疹ワクチンに続いて、ムンプス（おたふくかぜ）と風疹に対する弱毒生ワクチンが開発された。ムンプスワクチンは、第二次世界大戦中は兵士が睾丸炎になるのを防ぐために開発が要望されたが、戦後は、忘れ去られていた。メルク社のモーリス・ヒルマンは、たまたま娘のジェリル・リンがムンプスにかかり、彼女から分離したウイルスを用いて、弱毒ワクチンを開発した。一九六七年にこのワクチンが承認されたのを受けて、疾病制圧予防センター（CDC）がムンプスの病態を調査した結果、子供では、耳下腺が腫れたのち回復するが、思春期後の男性での睾丸炎、思春期後の女性での卵巣炎、そのほか、髄膜炎、難聴、脳炎などの実態が明らかにされた。そして、子供での予防が成人への感染の広がり阻止に役立つことが認識された。ワクチンが生まれてから、ワクチンの有用性が初めて明らかにされたのである。

風疹は、一九六〇年代初め、ヨーロッパ、ついで米国で大流行を起こし、妊娠初期に感染した女性から先天性風疹症候群*の子供が米国では一万五〇〇〇名以上生まれた。米軍統治時代、ベトナム戦線の基地となっていた沖縄でも、一九六五年から大流行が起こり、四〇〇名を超す先天性風疹症候群の子供が生まれた。風疹ワクチンの開発は緊急課題となり、米国では一九六九年に承認された。

モーリス・ヒルマンは麻疹、ムンプス、風疹の三つのワクチンを混合して一緒に接種することとし、MMR**ワクチンとして、一九七一年から接種が開始された。

日本では、北里研究所、阪大微生物病研究会（阪大微研会）、武田薬品の三社が、それぞれ風疹ワクチン、ムンプスワクチンを開発し、厚生省主導のもと、上記のメーカーから、麻疹ワクチン、ムンプスワクチン、風疹ワクチンを一つずつ選んで統一株ワクチンとして、一九八九年から定期接種が開始された。

MMRワクチンは、ワクチン接種回数を減らすことで、子供や保護者の便宜をはかることが主な利点とされ、これにより、麻疹だけでなく、風疹とムンプスに対しても集団免疫を期待したものであった。しかし、麻疹根絶を目指している麻疹ワクチン、胎児の先天性風疹症候群を予防するために女性を主な対象とした風疹ワクチン、必要性が認識される以前に製薬企業による開発が先行したムンプスワクチンと、まったく異なるタイプのワクチンを混合した、きわめて特殊なワクチンであった。そして、以下に述べるように、日本では副作用として髄膜炎、英国では自閉症との関連が問題になり、もっとも重要な麻疹ワクチンの接種率の低下を招いた。さらに米国では、過剰なワクチン接種に対する反対運動へとつながってきている。

日本では、統一株ワクチンが約一〇万人の子供に接種された頃、一六五名の髄膜炎の発生がみつかった。ムンプスワクチンが稀に髄膜炎を起こすことは知られていたが、米国での二〇年間の成績では、髄膜炎の頻度は一〇〇万人あたり一人以下であった。それと比べると、日本のワクチンではきわめて高かったため、一九九一年に統一株ワクチンの接種は中止され、自社株ワクチンの接種が始められた。このワクチンになって髄膜炎の発生頻度は三分の一になったが、それでも米国での発生頻度をはるかに上回っていた。そのため、一九九三年には自社株も含めてMMRワクチンの定期接種はすべて中止された。四年間に被接種者は一八三万名あまりで、髄膜炎は一七五四名に達した。そのうち六二七名は、髄液から検出されたウイルスの遺伝子構造から、阪大微研会の占部株ムンプスワクチンによる髄膜炎と判断された(73, 74, 75)。

占部株ムンプスワクチンは海外のワクチンメーカーのMMRワクチンにも使用されていた。カナダでは、占部株ムンプスワクチンを含むMMRワクチンの接種後四週間以内に髄膜炎を起こした患者八名の髄液から分離されたムンプスウイルスが、遺伝子構造から占部株であったことから、占部株による髄膜炎と結論された。一九九一年にこのMMRワクチンの接種は中止された(76)。

英国では、一九八八年一〇月に全国的なMMRワクチン接種が始められた。このワクチンの八五パーセントは、占部株ムンプスワクチンを用いていた。日本での髄膜炎の高い発生が一九九〇年五月に問題になり、一九九二年、占部株ムンプスワクチンを含むMMRワクチンの使用は中止され、ヒルマンのMMRワクチンに置き換えられた。

＊白内障、心臓障害、難聴を主な特徴とする。
＊＊MMR：麻疹(measles)、ムンプス(mumps)、風疹(rubella)の頭文字。

2. 自閉症のMMRワクチン原因説

一九九八年二月、英国の権威ある医学雑誌『ランセット』に、MMRワクチンが自閉症の発病に関連している可能性があるという、胃腸病専門医のアンドリュー・ウェイクフィールドによる論文が掲載された。彼の病院を受診した一二名の自閉症の子供のうち、八名はMMRワクチン接種を受けていて、それから一ヶ月以内に自閉症の最初の症状が出現していた。いずれの子供にも胃腸障害の症状があり、内視鏡検査では大腸炎などの病変が見つかった。これらの所見から彼は、MMRワクチン接種が自閉症に関連している可能性を提唱したのである。さらに彼はメディアに対して、麻疹ワクチンが腸管の炎症を引き起こし、通常は血管に入らない有害なタンパク質が血中に侵入して脳に達し、自閉症を起こしたと説明していた[77]。

彼の見解は、単なる仮説に過ぎなかったが、欧米のメディアは大々的に報道した。これに対して、ワクチン専門の小児科医からは、①英国の子供は一〜二歳でMMRワクチン接種を受けており、それがたまたま自閉症の発症の時期にあたっていたに過ぎない。②自閉症と診断されたのちに、胃腸障害の症状が出てきた子供もいて、腸管の炎症が有害タンパク質の侵入を招いたとはいえない。③麻疹、ムンプス、風疹、いずれのワクチン・ウイルスのゲノムも、腸管で検出されたことはない、といった多くの反論が出された。

英国王立医学協会の専門家会議や米国のCDC、小児科学会など多くの組織が直ちに調査を行ったが、MMRワクチンの導入後に自閉症の増加は見られず、両者の間に関連は見られないと結論した。日本では、英米のようなMMRワクチン導入との関連ではなく、MMRワクチン中止と自閉症の関連が調査された。横浜市総合リハビリテーションセンターの本田秀夫と清水康夫が英国精神医学研究所のマイケル・ラターと共同で、一九九三年のワクチン接種中止と自閉症の関連を調査した結果、横浜市港北区内で一九八八年から一九九六年の間に生まれたすべての子供三万一〇〇〇名あまりでの自閉症児の発生率は、MMRワクチン中止の後の方がむしろ増加していた(78)。

ウェイクフィールドらの論文のデータにねつ造が見いだされた。さらに、ワクチンに反対する団体から研究費の支給を受けていたことも発覚した。そして、『ランセット』誌は二〇一〇年、この論文を全面的に削除した。英国医療観察委員会は、子供に対して必要の無い脊髄穿刺や大腸内視鏡検査を行って、科学的根拠のない仮説を提唱したことなどから、彼の医師登録を取り消した。

ウェイクフィールドの論文がワクチン接種に及ぼした影響は大きかった。英国のMMRワクチンの接種率は七二パーセントにまで低下し、麻疹とムンプスの発生が起きてきた。

米国では、二〇一四年ディズニーランドで発生した麻疹が一七の州に広がり一〇〇名以上の患者が発生した。医学界から追放されワクチン反対運動のヒーローになっているウェイクフィールドは、この発生の責任は不十分なワクチン政策の当事者の政府が負うべきであって、自分の責任ではないとメディアに対して語っていた。

ウェイクフィールドが提起したMMRワクチンと自閉症の関連が科学的に否定された頃、二〇〇〇年四月、米議会に自閉症の問題を審議する委員会が設立された。委員長になったのは、インディアナ州出身のダン・バートン議員であった。

バートンは、彼の孫クリスチャンのことを語った。順調に育っていたクリスチャンの生活は、CDCが勧奨したワクチン接種を受けてから激変した。彼はワクチン接種により四一回、連邦政府指針では安全とされているレベルの水銀にさらされていた。そして、ワクチン接種の一〇日後、自閉症となった。バートンは、「これは、MMRワクチンに関連しているのか？　水銀中毒に関連しているのか？　食物アレルギーを含む環境に関連しているのか？　もしくは、遺伝的なものなのか？」と問題を提起し、科学的な検討を要請したのであった。

当時、米国での自閉症は五〇〇人に一人と急速に増加していた。地域によっては一五〇人に一人という著しい増加が見られるところもあった。カリフォルニア州では一九九九年には自閉症と診断される患者は六時間ごとに出ていて、二〇〇〇年の最初の四ヶ月には三時間ごとになっていた。福祉保健省は、一〇年前には自閉症は一万人あたり一人であったのが、一九九九年には五〇〇人あたり一人となり、国立衛生研究所（NIH）は二五〇人に一人と推定していると報告した。メディアは、自閉症の流行と報道していた。

二〇〇二年には、カリフォルニア大学デービス校の小児疫学グループから州議会に自閉症に関する報告書が提出された。一九八七年に二七七八人だった自閉症患者は、一九九八年には一万三六〇人になっていた。従来は一万人に四または五人とされていたのが、一万人あたり一〇人になっていた。しかし、遺伝要因、出産時の傷害、ワクチン接種、いずれをとっても、この増加を説明することはできなかった。

この頃、注目されていたのは、チメロサールであった。

チメロサールは五〇パーセントのエチル水銀を含む化合物で、殺菌剤として半世紀以上にわたってワクチンに添加されてきた。チメロサールの安全性が問題にされ始めたのは、一九七〇年代であった。一九六八年、日本政府が水俣病の原因が有機水銀であることを正式に認めたことがきっかけであった。水俣病はメチル水銀化合物であったが、同じく有機水銀のエチル水銀が含まれるチメロサールへの疑問が生まれたのである。一九七六年、食品医薬品庁(FDA)は、生涯の間に接種されるワクチンから摂取される水銀の量は危険性がないと正式に結論した。

水銀をめぐる環境意識の高まりを受けて、FDAはワクチンに含まれるチメロサールについてのリスク評価を行い、一九九九年、チメロサールを含むワクチンの使用が害をもたらしている証拠はないが、環境保護局の指針にしたがって、チメロサールを含むワクチンはできるだけ早く市場から排除すべきであるとの通達を出した。この通達を自閉症児の親たちの一グループが自閉症の発生増加と結びつけた仮説をたて、医学上の仮説の討論の場である『メディカル・ハイポセーシズ』誌に「自閉症:水銀中毒の新しい形」という論文として、二〇〇一年に発表した。

この仮説に対して、スウェーデン、デンマーク、カナダ、米国、英国から、チメロサールと自閉症の間に関連が認められないとの論文が二〇〇三年から二〇〇六年にかけて発表された(79)。チメロサールは元来、不活化ワクチンに添加されるもので、MMRワクチンのような生ウイルスワクチンには含まれていない。日本では、DPT(ジフテリア、百日咳、破傷風)ワクチンやインフルエンザワクチンに微量が含まれている。

MMRワクチン、チメロサールに続いて提唱されたのは、過剰なワクチン接種である。子供に早いうちから、あまりにも多くのワクチンを接種することは、まだ成熟していない免疫システムを乗っ取り、免疫機能を弱めるという説、または自閉症のような自己免疫病を引き起こすという説である。

この説を支持するとみなされた出来事が二〇〇八年に起きた。一歳七ヶ月の時に五つのワクチン、DPT、ヒブ(ヘモフィルス・インフルエンザ菌b型)、MMR、水痘、不活化ポリオのワクチン接種を受けた女の子が二日後から神経症状を呈し、一ヶ月後にミトコンドリア酵素欠損による脳症と診断された。その症状には自閉症に見られる異常と同じものが含まれていた。彼女はワクチン障害の補償の対象と判断された。この際、CDCはワクチンによる自閉症と結びつける科学的証拠はないと、再度にわたって説明していた。しかし、補償対象になったことを、多くのメディアは、ワクチンが自閉症の原因になることをCDCが認めたように報じていた。

過剰なワクチンの自閉症原因説に対して、専門家からは、以下のような理由から、科学的根拠がないと反論が出されている。①ワクチンの種類は確かに増えているが、この三〇年あまりの間にタンパク質化学や組換えDNA技術などの進歩でワクチンの成分はきれいになってきている。たとえば、一九八〇年代の七種類のワクチンには三〇〇〇以上の免疫源となるタンパク質や多糖類が含まれていたが、現在用いられている一五種類のワクチンでは二〇〇以下になっている。②多くのワクチンを接種された子供で免疫機能が低下している証拠はない。③自閉症は自己免疫病ではなく、自閉症とワクチン接種の比較研究は倫理的な理由などで行われたことはない(80)。

しかし、ワクチン反対運動に同調する人たちは政界にも多い。ドナルド・トランプは二〇一四年三月二八日のツイッターで、大量のワクチン接種が自閉症の原因だということをつぶやいていた。大統領選挙中の二〇一六年八月には、フロリダでウェイクフィールドを含む四名のワクチン反対運動者と会って、彼らに理解を示したと伝えられている。ウェイクフィールドは、ワクチン接種プログラムを作成しているCDCの大改革を期待するとメディアに語っていた。トランプは九月三日のツイッターでは、「膨大な種類のワクチン接種に対する私の理解は間違っていなかった。医師たちはうそをついている。子供たちと、その未来を救え」とつぶやいている。二〇一七年一月には、環境活動家でワクチンに批判的なロバート・ケネディ・ジュニア(ケネディ大統領の甥)が新たに設立されるワクチン安全委員会の委員長に任命される予定との報道が流れた。

米国には、予防接種専門委員会が五〇年以上前から設立されている。委員は一五名で、予防接種と公衆衛生の専門家、ワクチン研究者、ワクチン品質管理の専門家、消費者問題や予防接種における社会問題に関する有識者などから構成されている。会議はすべて公開で行われ、予防接種に関する勧告などが委員の投票で決定される。このような非常にすぐれた委員会がありながら、新たにワクチンの安全性を検討する委員会設立という事態に対して、危機感を抱いた科学者の声を代弁して、『ネイチャー』誌の二〇一七年一月一九日号に「ワクチンのために立ち上がれ」という論説が掲載された。

7章 癌の治療に麻疹ウイルスが効く⁉

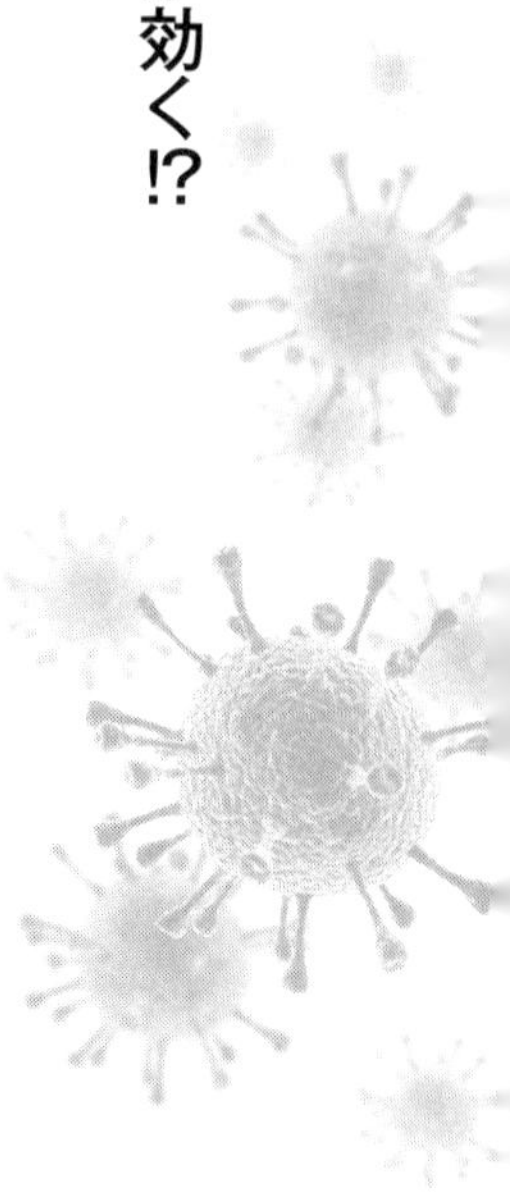

一九七〇年暮れ、ウガンダの病院に八歳のアフリカ人少年が入院した。右の眼窩が腫れあがって眼は閉じたままになっていたが、痛みはなかった。組織検査の結果、悪性リンパ腫のひとつバーキットリンパ腫と診断された。治療を開始する前に少年は麻疹にかかった。全身に発疹が出現したのと同じ日、癌が消えて右目は完全に開いた。最初、麻疹抗体は陰性であったが、数日後には上昇していた。二週間後に発疹は消失し、麻疹から回復したのちも、癌治療が行われないまま、四ヶ月にわたって癌は完全に消えていた[81]。

一九八一年には、ナイジェリアで、五ヶ月前から頸が腫れ発熱を繰り返していた七歳の女子が、同じく悪性リンパ腫のホジキン病と診断されて、硬いしこりになっていたリンパ節の組織が採取された。その病理検査の結果が届く前に、彼女は麻疹にかかり、一週間の間に頸の腫れが小さくなり、リンパ節のしこりも縮小していた[82]。

ほかのウイルスでも、癌が小さくなったことが、いくつか報告されていた。

一九六〇年代初め、開業医の浅田照夫は、麻疹ウイルスと同じパラミクソウイルス科のムンプスウイルスによる癌の治療の可能性を検討していた。彼は、ムンプスにおける睾丸炎に注目していた。

青壮年の睾丸では精原細胞が盛んに分裂して精子が形成されている。ムンプスによる睾丸炎が子供では稀なのに青壮年で起こる理由として、ムンプスウイルスは分裂を起こしている細胞を好むためと考えていたのである。そこで、正常な細胞と異なり細胞分裂を起こしている癌は、ムンプスウイルスで破壊できるのではないかと考えた。まず、ラットの腹水癌である吉田肉腫*にムンプス患者の唾液を接種したところ、癌が小さくなることを確認した。

浅田は、末期癌の患者を診察していた時、ムンプスにかかった子供がたまたま受診してきたので、自分の仮説を試すことにした。ムンプスウイルスは唾液に多く含まれているので、子供の唾液を癌患者に接種してみたところ、症状がある程度改善され、副作用らしい反応は見られなかった。そこで、ムンプスワクチンの開発を行っていた大阪大学微生物病研究所教授の奥野良臣からムンプスウイルスを分与してもらい、末期の胃癌、肺癌、乳癌、皮膚癌などの患者九〇名に静脈注射、腫瘍内接種など、さまざまな経路でムンプスウイルスを接種した。その結果、死亡した一一名を除いて、非常に良好ないし良好と判断される結果が七四名で得られたことを一九七四年にアメリカ癌協会の機関誌『キャンサー』に発表した(83)。

浅田の研究に触発された奥野は、浅田に分与したウイルスよりも増殖性が良く、毒力も一定したムンプスウイルスを作り出し、癌患者への静脈注射を試みた。彼は一九七五年には、中間報告として、半年の間に約五〇名の癌患者のうち、三分の一に見るべき効果、三分の一が無効、残り三分の一がやや有効という成績を報告していた(84)。

しかし、ウイルスによる癌治療の試みは、化学療法への期待が高まってきたため、一九七〇年代には消えていった。

ウイルスによる癌治療が、ふたたび注目されるようになったきっかけは、一九九一年ハーバード大学のロバート・マルツーザのグループが、チミジン・キナーゼと呼ばれるＤＮＡ合成酵素の遺伝子を破壊した単純ヘルペスウイルスが、正常細胞では増殖せず、癌細胞を選択的に溶解することを示したことであった。この報告が引き金になって、癌治療用のヘルペスウイルスの開発が盛んになり、二〇一五年一〇月には、米国でイムリジックという商品名の腫瘍溶解性ウイルスが皮膚とリンパ節の悪性黒色腫の治療用に承認された。東京大学医科学研究所（医科研）の藤堂具紀も、独自のデザインの癌治療用ヘルペスウイルスを開発して、脳の悪性グリオーマ（神経膠腫）について臨床試験を行っている(85)。

ヘルペスウイルスはＤＮＡウイルスなので、組換えＤＮＡ技術により遺伝子を改変した感染性のウイルスを作り出す技術が一九八〇年代には普及していたが、麻疹ウイルスはＲＮＡウイルスなので、一旦ＤＮＡにコピーし直してから遺伝子を改変するため、感染性ウイルスの作出が初めて成功したのは一九九五年であった。癌治療用の麻疹ウイルスの研究は二一世紀に入ってから始まった。

麻疹ウイルスの大きな利点のひとつは、血流にのって全身に運ばれるため、体のさまざまな部位に多発する癌や転移性の癌にも効果が期待できることである。米国メイヨー・クリニックのスティーブン・ラッセルのグループは、放射性ヨウ素を捕捉するタンパク質の遺伝子を標識として組み込んだ麻疹ウイルスを構築して、多発性骨髄腫と卵巣癌の治療を試みている。多発性骨髄腫は全身に広がる癌である。ほかの治療法の選択肢がなく再発を繰り返していた多発性骨髄腫の患者二名に、この癌治療用麻疹ウイルスを大量に静脈注射した臨床試験の結果は、二〇一四年に報告された。二人とも治療に反応し、最初の患者は骨髄腫が完全に寛解(症状の消失または緩和)し、六ヶ月間再発が起きていなかった。[86] 二〇一五年には、治療の選択肢のない卵巣癌の患者一六名に対しての臨床試験結果が発表された。ウイルスを腹腔内に週四回ずつ六週間にわたって投与した結果、平均生存期間の延長が見られている。[87]

医科研の甲斐知恵子らは、二〇〇三年、B95a細胞で分離した麻疹ウイルス(小船ウイルス)の病原性を解析する研究を行っていた際、このウイルスが癌細胞に対してワクチンウイルスよりも強い破壊能力を発揮することに注目し、麻疹ウイルスによる乳癌の治療を目指すことにした。乳癌細胞の表面に多量に出現している特定のタンパク質を標的として、それに結合する抗体の遺伝子を小船ウイルスに組み込んだ。このウイルスは被膜(エンベロープ)に抗体が発現しているため、乳癌細胞に強く結合したが、癌細胞の破壊能力は期待したほど上がらなかった。むしろ意外なことに、組み換えていない小船ウイルスの方がさまざまな乳癌細胞を強く破壊した。

麻疹ウイルスが細胞に感染する場合、細胞膜に存在する受容体にまず結合する。麻疹ウイルスの受容体としては、CD46とスラム(SLAM)という分子が見つかっていたが、甲斐らが用いていた乳癌細胞にはそのいずれも発現していなかったため、小船ウイルスは未知の受容体を介して乳癌細胞に感染し、破壊しているものと推測された(コラム参照)。癌治療ウイルスの開発に加えて、第三の麻疹ウイルス受容体の探索も取り上げることになった。

しかし、すでに癌治療ウイルスの研究が進んでいたため、甲斐らはこの課題を優先させることとした。まず、小船ウイルスの毒性を弱める目的で、遺伝子を改変して、リンパ球のスラム受容体に結合しない組換えウイルスを構築した。このウイルスは、リンパ球に感染できなくなり、サルに接種しても症状をまったく引き起こさず、体内で麻疹ウイルスは広がっていなかった。こうして、毒性が十分に低下した安全なウイルスになっていることが確認された。

スラム結合能力を欠いた組換え麻疹ウイルスは、マウスに移植したヒトの乳癌の増殖を抑制し、その効果はワクチンウイルスよりも強かった。新しい癌治療用麻疹ウイルスとして学術誌に投稿する直前の二〇一一年、麻疹ウイルスの第三の受容体としてネクチン4がカナダと米国の別々の研究グループから発表された。そこで調べてみたところ、甲斐らの癌治療用麻疹ウイルスはネクチン4を介して癌細胞を破壊していたことが明らかにされた。その結果を加えて書き直した論文は、二〇一二年に電子版で発表された。

甲斐らの癌治療用麻疹ウイルスは、乳癌だけでなく肺癌、大腸癌、膵臓癌などさまざまな種類の腫瘍細胞、とくに悪性度の高い腫瘍に有効なことが明らかにされている(88)。現在は、日本医療研究開発機構「橋渡し研究戦略的推進プログラム」による支援のもと、臨床につなげる開発研究が進んでいる。

悪玉とみなされてきた麻疹ウイルスが、癌治療の新しい手段として期待されているのである。

＊一九四三年に吉田富三が樹立した移植可能な癌。

コラム●スラム受容体の発見

ウイルス感染は、ウイルスが細胞表面に存在する受容体に結合したのち、細胞内に侵入して増殖を起こすことで始まる。最初の段階を鍵と鍵穴の関係にたとえると、ウイルスが鍵、受容体が鍵穴に相当する。麻疹ウイルスの受容体としては、CD46と呼ばれる分子が一九九三年に報告されていた。ところが、エドモンストン・ウイルスはCD46陽性の霊長類細胞株すべてに感染したが、B95a細胞で分離したウイルス（小船ウイルス）は霊長類のT細胞とB細胞株に感染しただけで、CD46陽性の細胞でも感染できないものがあった。そのため、CD46以外の受容体が存在することが推測されていた。

九州大学の柳雄介らは、小船ウイルスが結合できないヒト腎臓由来の293T細胞株に、B95a細胞の遺伝子を片っ端から組み込んでみたところ、スラムと呼ばれる糖タンパク質の遺伝子が組み込まれた場合、小船ウイルスが結合することを見いだし、スラムが麻疹ウイルスの受容体であることを二〇〇〇年に報告した。スラムの発見は、麻疹ウイルスがリンパ球に感染して病気を引き起こすメカニズムを解明する上で重要な手がかりになった[89]。

おわりに

一九六五年、国立予防衛生研究所（現・国立感染症研究所）に麻疹ウイルス部が新設された。それまで、北里研究所で天然痘ワクチンの改良などの研究を行ってきた私は、麻疹ワクチンの国家検定主任として初めて麻疹ウイルスの世界に入った。それ以来、麻疹ウイルスは私の研究の中心になってきたが、思いもよらず、麻疹以外の多くの領域にもかかわることになった。

麻疹ワクチンの検定用に多数輸入していたサルでは、野生サルが持ち込む危険なウイルスの問題が起こり、マールブルグウイルス、エボラウイルスなど、エマージングウイルスの専門家となり、病原体の危険度分類からＢＳＬ４実験室の建設など、バイオセーフティ体制の整備を行った。

麻疹ウイルスによる神経難病のＳＳＰＥの研究では、プリオン病も含めたスローウイルス感染にかかわることになり、牛海綿状脳症（ＢＳＥ）が発生した際には食品安全委員会の専門委員として食の安全の問題に取り組んだ。

麻疹のモデルとして取り上げた牛疫ウイルス（麻疹ウイルスの祖先）の研究では、国連食糧農業機関（ＦＡＯ）の牛疫根絶計画に専門家として参加した。

麻疹研究から派生したこれらの世界については、これまでにいくつかの著書で紹介してきたが、その原点となった麻疹については、十数年前から執筆のための資料を揃え始めたものの、麻疹を取り巻く世界が複雑なために、なかなか構想がまとまらなかった。昨年一月に、小船富美夫博士が他界され、彼を偲ぶ会が四月に開かれた際に、久しぶりに古い研究仲間に会って昔を思い出したのをきっかけに、重かった腰をあげて、本書をまとめた。長年の肩の荷をおろすことができて、さまざまな感慨にふけっている。

本書の執筆にあたって、佐藤猛博士、速水正憲博士、山田章雄博士、甲斐知恵子博士、駒瀬勝啓博士、中山哲夫博士、小長谷昌功博士、小林信秋氏から貴重なコメントまたは情報をいただいた。文献の収集では藤幸知子博士に協力していただいた。構成にあたっては岩波書店編集部加美山亮氏に多大のご尽力をいただいた。これらの方々に感謝申し上げる。

参考文献

1. 三井駿一：「麻疹の歴史」『麻疹・風疹』(奥野良臣，高橋理明編)．3–22. 朝倉書店．1969.
2. Cliff A, Haggett P, Smallman-Raynor M: *Measles. An Historial Geography of a Major Human Viral Disease. From Global Expansion to Local Retreat, 1840–1990*. Blackwell, 1993.
3. 富士川游：『日本疾病史』平凡社．1969.
4. Creighton C: The Etymology of Measles. *Lancet*. **147**(3790): 1094–1095. 1896.
5. CDC: Notes from the Field: Measles Transmission at a Domestic Terminal Gate in an International Airport-United States, January 2014. *MMWR*. **63**(50): 1211–1211. 2014.
6. Mina MJ, Metcalf CJE, de Swart RL, et al.: Long-Term Measles-Induced Immunomodulation Increases Overall Childhood Infectious Disease Mortality. *Science*. **348**. 694–699. 2015.
7. Furuse Y, Suzuki A, Oshitani H: Origin of Measles Virus: Divergence from Rinderpest Virus between the 11th and 12th Centuries. *Virol. J.* **7**: 52. doi: 10. 1186/1743-422X-7-52, 2010.
8. 山内一也：『史上最大の伝染病 牛疫：根絶までの四〇〇〇年』岩波書店．2009.
9. Dawson JR: Cellular Inclusions in Cerebral Lesions of Lethargic Encephalitis. *Amer. J. Path.* **9**: 7–16. 1933.
10. Jin L, Beard S, Hunjan R, et al.: Characterization of Measles Virus Strains Causing SSPE: a Study of 11 Cases. *J. Neurovirol.* **8**: 335–44. 2002.
11. Bellini WJ, Rota JS, Lowe LE, et al.: Subacute Sclerosing Panencephalitis: More Cases of This Fatal Disease Are Prevented by Measles Immunization than Was Previously Recognized. *J. Infect. Dis.* **192**: 1686–1693. 2005.
12. 土居穣，伊東平八，佐藤猛：「SSPE 因子の分離，維持と Characterization：新潟 1 株についての経験」臨床とウイルス．**1**: 194–205. 1973.

13. 佐藤猛，小口喜三夫，椿忠雄ほか：「SSPE 患者脳から分離した麻疹ウイルス様因子と動物接種」神経学トピックス．**2**: 71–77. 1972.
14. Doi Y, et al.: Properties of a Cytopathic Agent Isolated from a Patient with Subacute Scelerosing Panencephalitis in Japan. *Jap. J. Med. Sci. Biol.* **25**: 321–333. 1972.
15. Bartlett MS: Measles Periodicity and Community Size. *J. Roy. Stastical Society.* **19**: 48–70. 1957.
16. Black FL: Measles Endemicity in Insular Populations: Critical Community Size and its Evolutionary Implications. *J. Theoret. Biol.* **11**: 207–211. 1966.
17. McNeil WH: *Plagues and Peoples.* Anchor. 1976.（佐々木昭夫訳：『疾病と世界史 下巻』中央公論新社．2007.）
18. Morens DM: The Past is Never Dead: Measles Epidemic, Boston, Massachusetts, 1713. *Emerg. Infect. Dis.* **21**: 1257–1260. 2015.
19. Panum PL: Observations Made during the Epidemic of Measles on the Faroe Islands in the Year of 1846. *Bibliothek for Laeger, Copenhagen, 3R.* **1**: 270–344. 1847.
http://www.deltaomega.org/documents/PanumFaroeIslands.pdf
20. Squire W: On Measles in Fiji. *Transactions of the Epidemiological Society of London.* **4**: 72–73. 1877.
21. Christensen PE, Schmidt H, Bang HO, et al.: An Epidemic of Measles in Southern Greenland, 1951. Measles in Virgin Soil. II. The Epidemic Proper. *Acta Medica Scandinavica.* **CXLIV, fasc. VI**: 430–449. 1953.
22. 野崎千佳子：「天平七年・九年に流行した疫病に関する一考察」法政史学．**53**: 35–49. 2000.
23. 『新編日本古典文学全集 32．栄花物語』小学館，1996.
24. 『国史体系，第 5 巻．日本紀略』経済雑誌社．1897.
25. 斎藤月岑：『武江年表』平凡社．1968.
26. 服部敏良：『日本医学史研究余話』科学書院．1981.
27. 篠田達明：『徳川将軍家十五代のカルテ』新潮社．2005.
28. 山崎佐：『日本疫史及防疫史』克誠堂書店．1931.
29. 竹内秀雄(校訂)：『泰平年表』続群書類従完成会．1989.
30. 前川久太郎：「酒湯記録より見た痘瘡・麻疹・水痘の大奥への伝播」

日本医史学雑誌．**22**: 157–168. 1976.
31. 酒井シヅ：『病が語る日本史』講談社．2008.
32. Jannetta AB: *Epidemics and Mortality in Early Modern Japan*. Princeton University Press. 1987.
33. 内藤記念くすり博物館：『くすり博物館収蔵資料集 4．はやり病の錦絵』2001.
34. 須田圭三：『飛騨 O 寺院過去帳の研究』生仁会須田病院．1973.
35. 橋本伯寿：「国字断毒論」『日本庶民生活史料集成．第七巻，飢餓・悪疫』三一書房．1970.
36. 香西豊子：「近世後期における「伝染病」学説：「市川橋本伯寿著断毒論一件」の分析を通じて」日本医史学雑誌．**55**: 499–508. 2009.
37. Ashtiyani SC, Amoozandeh A: Rhazes Diagnostic Differentiation of Smallpox and Measles. *Iranian Red Crescent Medical Journal*. **12**: 480–483. 2010.
38. Kaadan AN: Al Razi's Book on Smallpox and Measles. *Qatar Med. J.* **9**: 5–8. 2000.
39. Modanlou HD: A Tribute to Aakariya Razi(865–925 AD), an Iranian Pioneer Scholar. *Arch. Iranian Med.* **11**: 673–677. 2008.
40. Payne JF: *Thomas Sydenham*. Longmans, Green & Co. 1900.
41. Anderson JF, Goldberger J: Experimental Measles in the Monkey: A Preliminary Note. *Public Health Reports*. **26**(23): 847–848,(24): 51–54. 1911.
42. Von Pirquet C: Das Verhalten der Kutanen Tuberkulin-Reaktion Während der Masern. *Deutsche Med. Wochenschr.* **34**: 1297–1300. 1908.
43. Wagner R: *Clemens Von Pirquet: His Life and Work*. Johns Hopkins Press. 1968.
44. Huygelen C: The Long Prehistory of Modern Measles Vaccination. In: *History of Vaccine Development*.(Plotkin, S., ed.). 189–197. 2011.
45. Enders JF: Vaccination against Measles: Francis Home Redivivus. *Yale J. Biol. Med.* **34**: 239–260. 1961.
46. Hiraishi S, Okamoto K: On Prophylacitic Inoculation against Measles. *Japan. Med. World*. **1**: 10. 1921.
47. Nicolle C: Nobel Lecture: Investigation into Typhus.

http://www.nobelprize.org/nobel_prizes/medicine/laureates/1928/nicolle-lecture.html

48. Rake G, Shaffer MF: Propagation of the Agent of Measles in the Fertile Hen's Egg. *Nature*. **144**: 672–673. 1939.
49. Williams G: *Virus Hunters: The Lives and Triumphs of Great Modern Medical Pioneers*. Hutchinson. 1960.(永田育也，蜂須賀養悦訳：『ウイルスの狩人』岩波書店．1964.)
50. Enders JF, Peebles TC: Propagation in Tissue Cultures of Cytopathogenic Agents from Patients with Measles. *Proc. Soc. Exp. Biol. Med.* **86**: 277–286. 1954.
51. Allen A: *Vaccine. The Controversial Story of Medicine's Greatest Lifesaver*. W. W. Norton & Company. 2007.
52. Katz SL: John F. Enders and Measles Virus Vaccine: a Reminiscence. In: *Measles: History and Basic Biology*.(Griffin, D. E. & Oldstone, M. B. A. eds.). Springer-Verlag. 2009.
53. Enders JF, Katz SL, Milovanovic MV, et al.: Studies of an Attenuated Measles-Virus Vaccine. 1. Development and Preparation of the Vaccine: Technique for Assay of Effects of Vaccination. *N. Engl. J. Med.* **263**: 153–159. 1960.
54. Offit PA: *Vaccinated*. Harper. 2007.
55. Katz SL, Kempe CH, Black FL, et al.: Studies on an Attenuated Measles-Virus Vaccine: General Summary and Evaluation of the Results of Vaccination. *N. Engl. J. Med.* **263**: 180–184. 1960.
56. 日本移植学会社会問題検討特別委員会編：『臓器移植へのアプローチIV』メディカ出版．1991.
57. Bankamp B, Takeda M, Zhang Y, et al.: Genetic Characterization of Measles Vaccine Strains. *J. Infect. Dis.* **204**(Suppl 1): S533–S548. 2011.
58. Rauh LW, Schmidt R: Measles Immunization with Killed Virus Vaccine: Serum Antibody Titers and Experience with Exposure to Measles Epidemic. *Amer. J. Dis. Child.* **109**: 232–237. 1965.
59. Nossal GJV: Inactivated Measles Vaccine and the Risk of Adverse Events. *Bull. W. H. O.* **78**: 224–225. 2000.
60. 奥野良臣，上田重晴：「麻疹の予防」『麻疹・風疹』(奥野良臣，高橋理

明編）．103–138. 朝倉書店．1969.

61. 磯村思旡：「麻疹ワクチンに関する研究．第1篇 生ワクチン単独使用とγ-グロブリン，不活化ワクチンの併用について」日本伝染病学会雑誌．**39**: 423–432. 1966.

62. 牧野慧，佐々木繁子，中山哲夫：『AIK-C ワクチン物語』北里研究所．2016.

63. Kobune F, Sakata H, Sugiura A: Marmoset Lymphoblastoid Cells as a Sensitive Host for Isolation of Measles Virus. *J. Virol.* **64**: 700–705. 1990.

64. Centers for Disease Control and Prevention: Progress toward Global Measles Control and Regional Elimination, 1990–1997. *Morbidity and Mortality Weekly Report.* **47**: 1049–1054. 1998.

65. Centers for Disease Control and Prevention: Progress toward Measles Elimination: Region of the Americas, 2002–2003. Ibid. **53**: 304–306. 2004.

66. Teleb N, Lebo E, Ahmed H, et al.: Progress toward Measles Elimination: Eastern Mediterranean Region, 2008–2012. Ibid. **63**: 511–515. 2014.

67. Schluter WW, Xiaojun W, Mendoza-Aldana J, et al.: Progress toward Measles Elimination: Western Pacific Region, 2009–2012. Ibid. **62**: 443–447. 2013.

68. Masresha BG, Kaiser R, Eshetu M, et al.: Progress toward Measles Preelimination: African Region, 2011–2012. Ibid. **63**: 285–291. 2014.

69. Thapa A, Khana S, Sharapov U, et al.: Progress toward Measles Elimination: South-East Asia Region, 2003–2013. Ibid. **64**: 613–617. 2015.

70. World Health Organization: Global Eradication of Measles. 63rd World Health Assembly, 25 March 2010.
http://apps.who.int/gb/ebwha/pdf_files/wha63/a63_18-en.pdf

71. Griffin DE: Current Progress in Pulmonary Delivery of Measles Vaccine. *Expert Rev. Vaccines.* **13**: 751–759. 2014.

72. Coughlin MM, Beck AS, Bankamp B, et al.: Perspective on Global Measles Epidemiology and Control and the Role of Novel Vaccination Strategies. *Viruses.* **9**, 11. doi: 10. 3390/v9010011. 2017.

73. 伊藤康彦：「ムンプスワクチンの開発と開発過程における問題点」小児感染免疫．**21**: 263–273. 2009.

74. 木村三生夫，堺晴美，山崎修道ほか：「わが国における自社株および統一株 MMR ワクチンに関する研究」臨床とウイルス．**23**: 314–340. 1995.
75. 国立感染症研究所：「おたふくかぜワクチンに関するファクトシート」2010.
http://www.mhlw.go.jp/stf/shingi/2r9852000000bx23-att/2r9852000000bybc.pdf
76. Brown WG, Dimock K, Wright KE: The Urabe AM9 Mumps Vaccine is a Mixture of Viruses Differing at Amino Acid 335 of the Hemagglutinin-Neuraminidase Gene with One Form Associated with Disease. *J. Infet. Dis.* **174**: 619–622. 1996.
77. Wakefield AJ, Murh SH, Anthony A, et al.: Ileal-Lymphoid-Nodular Hyperplasia, Non-Spcific Developmental Disorder in Children. *Lancet.* **351**: 637–641: 1998.
78. Coghlan A: Autism Rises despite MMR Ban in Japan. *New Sci.* March 3. 2005.
79. Baker JP: Mercury, Vaccines, and Autism. One Controversy, Three Histories. *Amer. J. Publ. Hlth.* **98**: 244–253. 2008.
80. Gerber JS, Offit PA: Vaccines and Autism: A Tale of Shifting Hypotheses. *Clin. Infect. Dis.* **48**: 456–461. 2009.
81. Bluming AZ, Ziegler JL: Regression of Burkitt's Lymphoma in Association with Measles Infection. *Lancet.* July 10, 1971: 105–106.
82. Taqi AM, Abdurrahman MB, Yakubu AM, et al.: Regression of Hodgkin's Disease after Measles. *Lancet.* May 16, 1981: 1112.
83. Asada T: Treatment of Human Cancer with Mumps Virus. *Cancer.* **34**: 1907–1928. 1974.
84. 奥野良臣：「ウイルスによる癌治療の試み」癌と人．**3**: 8–9. 1975.
85. 福原浩，藤堂具紀：「遺伝子組換え単純ヘルペスウイルスＩ型」実験医学．**34**: 8–12. 2016.
86. Russell SJ, Federspiel MJ, Peng K-W, et al.: Remission of Disseminated Cancer after Systemic Oncolytic Virotherapy. *Mayo Clin. Proc.* **89**: 926–933. 2014.
87. Galanis E, Atherton PJ, Maurer MJ, et al.: Oncolytic Measles Virus

Expressing the Sodium Iodide Symporter to Treat Drug-Resistant Ovarian Cancer. *Cancer Res.* **75**: 22–30. 2015.
88. 甲斐知惠子：「麻疹ウイルスを用いた腫瘍溶解性ウイルス療法」実験医学. **34**: 26–30. 2016.
89. Yanagi Y, Takeda M, Ohno S: Measles Virus: Cellular Receptors, Tropism and Pathogenesis. *J. Gen. Virol.* **87**: 2767–2779. 2006.

山内一也

1931年生まれ．北里研究所，国立予防衛生研究所，東京大学医科学研究所教授，日本生物科学研究所主任研究員などを経て，現在，東京大学名誉教授．日本ウイルス学会名誉会員，ベルギー・リエージュ大学名誉博士．

主著：『ウイルス・ルネッサンス――ウイルスの知られざる新世界』(東京化学同人)，『エボラ出血熱とエマージングウイルス』『ウイルスと地球生命』(以上，岩波科学ライブラリー)，『史上最大の伝染病 牛疫――根絶までの四〇〇〇年』(岩波書店)，『ワクチン学』(共著，岩波書店)，『近代医学の先駆者――ハンターとジェンナー』(岩波現代全書)，『プリオン病の謎に迫る』(NHKブックス)他．

岩波 科学ライブラリー 265
はしかの脅威と驚異

2017年9月8日　第1刷発行

著　者　山内一也《やまのうちかずや》

発行者　岡本　厚

発行所　株式会社 岩波書店
〒101-8002 東京都千代田区一ツ橋2-5-5
電話案内 03-5210-4000
http://www.iwanami.co.jp/

印刷・理想社　カバー・半七印刷　製本・中永製本

ISBN 978-4-00-029665-6　Printed in Japan

●岩波科学ライブラリー〈既刊書〉

260 真鍋 真
深読み! 絵本『せいめいのれきし』
カラー版 本体一五〇〇円

半世紀以上にわたって読み継がれてきた名作絵本『せいめいのれきし』。改訂版を監修した恐竜博士が、長い長い命のリレーのお芝居の見どころを解説します。隅ずみにまで描き込まれたしかけなど、楽しい情報が満載です。

261 窪薗晴夫 編
オノマトペの謎
ピカチュウからモフモフまで
本体一五〇〇円

日本語を豊かにしている擬音語や擬態語。スクスクとクスクスはどうして意味が違うの? 外国語にもオノマトペはあるの? モフモフはどうやって生まれたの? 八つの素朴な疑問に答えながら、その魅力に迫ります。

262 千葉 聡
歌うカタツムリ
進化とらせんの物語
本体一六〇〇円

地味でパッとしないカタツムリだが、生物進化の研究においては欠くべからざる華だった。偶然と必然、連続と不連続……。行きつ戻りつしながらもじりじりと前進していく研究の営みと、カタツムリの進化を重ねた壮大な歴史絵巻。

263 徳田雄洋
必勝法の数学
本体一二〇〇円

将棋や囲碁で人間のチャンピオンがコンピュータに敗れる時代となってしまった。前世紀、必勝法にとりつかれた人々がはじめた研究をたどりながら、必勝法の原理とその数理科学・経済学・情報科学への影響を解説する。

264 上村佳孝
昆虫の交尾は、味わい深い…。
本体一三〇〇円

ワインの栓を抜くように、鯛焼きを鋳型で焼くように——!? 昆虫の交尾は、奇想天外・摩訶不思議。その謎に魅せられた研究者が、徹底した観察と実験で真実を解き明かしてゆく、サイエンス・エンタメノンフィクション! [袋とじ付]